打开微信扫一扫

这是一个互动式育儿平台，

向专家咨询育儿问题，

获取专家视频课、音频课，

与宝爸宝妈交流育儿心得，

拿起手机，纸书也可以动起来！

宝宝好习惯养成记

儿科医生鱼小南 编著

青岛出版社
QINGDAO PUBLISHING HOUSE

图书在版编目（CIP）数据

宝宝好习惯养成记 / 儿科医生鱼小南编著. — 青岛:青岛出版社, 2020.1

ISBN 978-7-5552-8591-5

Ⅰ.①宝… Ⅱ.①儿… Ⅲ.①婴幼儿－卫生习惯－能力培养 Ⅳ.①R174

中国版本图书馆CIP数据核字(2019)第212407号

《宝宝好习惯养成记》

儿科医生鱼小南编委成员

文字作者：余　楠　张文华

漫画作者：黄　昕　高　薇

书　　名	宝宝好习惯养成记
作　　者	儿科医生鱼小南
出版发行	青岛出版社
社　　址	青岛市海尔路182号（266061）
本社网址	http://www.qdpub.com
邮购电话	13335059110　0532-68068026
责任编辑	袁　贞
封面设计	丁文娟
照　　排	青岛乐喜力科技发展有限公司
印　　刷	青岛乐喜力科技发展有限公司
出版日期	2020年1月第1版　2020年1月第1版第1次印刷
开　　本	32开（890mm×1240mm）
印　　张	5
字　　数	100千
图　　数	270幅
印　　数	1-10000
书　　号	ISBN 978-7-5552-8591-5
定　　价	29.80元

编校印装质量、盗版监督服务电话　4006532017　0532-68068638

建议陈列类别　育儿科普类

目 录

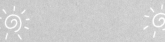

第1章

养成良好饮食习惯

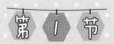

0～3岁宝宝的喂养

宝宝刚出生时，消化系统的功能还不完善，只能喝奶。随着乳牙的萌出和消化功能的完善，开始添加辅食，慢慢向成人的饮食过渡。所以，要给宝宝养成良好的饮食习惯，必须了解宝宝这个时期的生理特点和饮食规律。

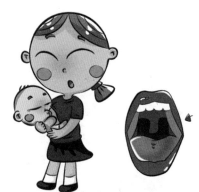

口腔是消化道的起始部，承担着吸吮、吞咽、咀嚼、消化、味觉、语言等任务

0~3岁宝宝的消化系统特点

先说说宝宝消化系统的特点吧。口腔是消化道的起始部，承担着吸吮、吞咽、咀嚼、消化、味觉、语言等任务，着实很忙呢。足月出生的宝宝生下来就具备了很好的吸吮、吞咽功能，吃奶是没问题的哈，早产儿会差一些，需要一段时间才能赶上来。

宝宝们的口腔黏膜又薄又嫩，容易被划伤，所以喂宝宝吃东西或给宝宝清洁口腔的时候要注意动作轻柔。宝宝刚出生时唾液腺不够发达，唾液分泌量少，3~4 个月时唾液分泌量开始增加，这也算是添加辅食的一个生理基础。但是，宝宝们的口底浅，还不能及时吞咽分泌的全部唾液，所以会经常流口水，这是正常的哈。

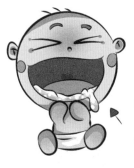

宝宝们的口底浅，不能及时吞咽分泌的全部唾液

　　宝宝出生时，食管呈漏斗状，且食管下段括约肌发育不成熟，很容易出现胃食管反流。同时，宝宝的胃是横着的，贲门肌张力低而幽门括约肌发育好，容易出现幽门痉挛导致呕吐。再加上，宝宝吃奶时会吞咽过多空气，这三个因素加在一起，宝宝吐奶就真的应该被原谅了。

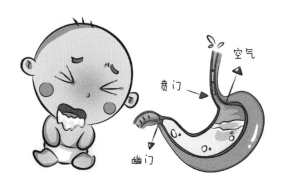

空气

贲门

幽门

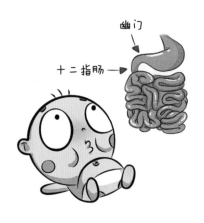

幽门

十二指肠 →

宝宝出生后第 1 个月的胃容量为 30~60 毫升，1~3 个月时胃容量为 90~150 毫升，1 岁时为 250~300 毫升，5 岁时为 700~850 毫升，成人约为 2000 毫升。但是，宝宝吃奶后不久幽门就会开放，胃内容物会陆续进入十二指肠，宝宝的食量其实不会受这个胃容量的限制，这就是为啥宝宝能被喂胖，硬塞还是能塞下去的。

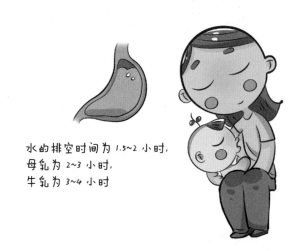

水的排空时间为 1.5~2 小时，
母乳为 2~3 小时，
牛乳为 3~4 小时

胃的排空时间因食物的种类不同而异，水的排空时间为 1.5~2 小时，母乳为 2~3 小时，牛乳为 3~4 小时。所以，吃母乳的宝宝比吃配方奶的宝宝饿得快，妈妈喂奶频繁，要更辛苦一些。早产的宝宝胃排空慢，容易发生胃潴留，一定要少食多餐。

宝宝的肠黏膜肌层发育差，肠系膜柔软且比较长，结肠没有明显的结肠带和脂肪垂，升结肠也没有很好地固定在后壁上，所以容易发生肠扭转和肠套叠。如果宝宝出现这两种情况一定要尽快处理，避免出现肠坏死。

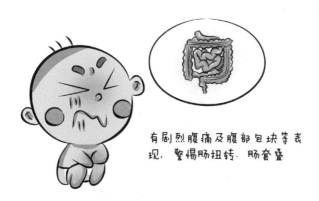

有剧烈腹痛及腹部包块等表现，警惕肠扭转、肠套叠

刚出生的宝宝，各种消化液的分泌量都很少，胰液跟唾液一样，也是在宝宝 3~4 个月时分泌量开始增加。新生宝宝胰液中的脂肪酶活性不高，要到 2~3 岁才接近成人水平。而且，宝宝 1 岁前胆汁的分泌量也很少，所以小宝宝对脂肪的消化、吸收能力差。明白啥意思不？就是说，1 岁以下的宝宝，脂肪含量高的食物要少吃哦！

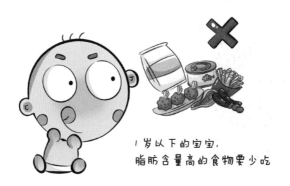

1 岁以下的宝宝，脂肪含量高的食物要少吃

宝宝在妈妈体内的时候肠道是无菌的，出生后几个小时肠道内就有细菌了。肠道菌群种类是受食物成分影响的，母乳中的乳糖含量高，而乳糖能促进乳酸杆菌、双歧杆菌等有益菌的生长，所以母乳喂养的宝宝的肠道中有更多有益菌。这些肠道有益菌可以抑制有害菌的生长，是保护宝宝的好细菌。但是，0~3岁宝宝的肠道菌群比较脆弱，容易出现菌群失调。

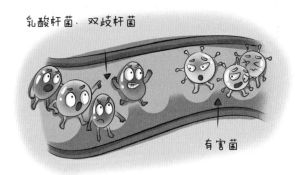

乳酸杆菌、双歧杆菌

有害菌

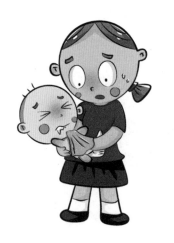

　　爸爸妈妈了解了这些生理基础知识，当宝宝出现相应的情况时，就能明白宝宝为什么会出现这样的情况，心里有了谱，就能沉着冷静地应对了。

🐛 0~3 岁宝宝的饮食规律

4 个月之前的宝宝只能喝奶。前面小南说过，这时候宝宝的消化器官和各种消化酶的功能都还不完善，母乳是这个阶段的最佳食品。至于母乳的优点小南就不再重复了，前面几本书里都讲过。这个阶段，小南的建议就是尽量纯母乳喂养，母乳不足的话可以补充配方奶，实在没有母乳条件的再选择配方奶喂养。

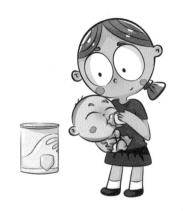

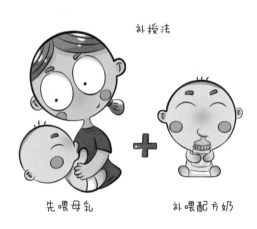

补授法

先喂母乳 ＋ 补喂配方奶

如果母乳不足，需要补充配方奶的话，爸爸妈妈需要注意补充方法。补充配方奶的方式有两种。一种叫补授法，就是每天喂母乳的次数不变，每次喂完母乳后，接着补喂一部分配方奶；另一种叫代授法，是用配方奶代替 1 次或几次母乳，母乳喂养的次数是减少的。补授法能够促进乳汁分泌，避免乳汁进一步减少，更适合 4 个月之前的宝宝。所以，如果妈妈母乳不足，前 4 个月要尽量选择补授法。

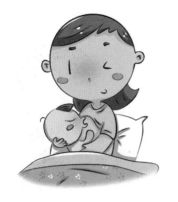

还要提醒一点，真正母乳不足的情况是很少的，妈妈们不要轻易给自己下"母乳不足"的结论。宝宝刚出生的前几个月，母乳喂养过程中会遇到不少困难，妈妈和宝宝要不断磨合，遇到问题妈妈们多找找原因，不要轻易放弃母乳喂养。

4~6个月是开始添加辅食的阶段，因为这个时候光靠乳类已经不能够满足宝宝的营养需求了，而且宝宝的消化功能也逐步完善，为添加辅食做好了准备。到底是4个月、5个月还是6个月开始，这就要看每个宝宝的具体情况了。

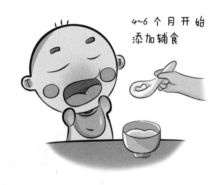

4~6个月开始添加辅食

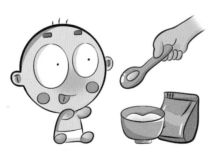

含铁配方米粉

这个阶段宝宝体内的储存铁已经用得差不多了，补铁是当务之急。所以，首先给宝宝添加的辅食是含铁配方米粉，自己熬的米粥里含铁量是不够的。记着，一定要用小勺喂，不要用奶瓶，这样才能让宝宝拥有咀嚼、吞咽半固体食物的本领。

这个时候添加辅食还有一个好处，6个月之前的宝宝对食物的喜好和厌恶不明显，对食物的接受度比较高。但6个月之后，宝宝的自主性逐渐显现，会对食物表示喜好和厌恶。因此，添加辅食太晚会导致喂养困难，爸爸妈妈们要掌握好添加辅食开始的时间。

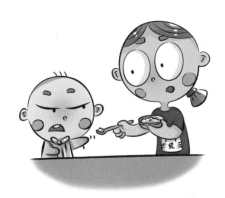

确定了开始时间，还要牢记添加辅食的原则和顺序。添加辅食必须遵循从少到多、从稀到稠、从细到粗的原则，逐步进行。每次只能添加一种新食物，等宝宝适应四五天之后再添加另一种新食物，这样如果宝宝出现过敏或不耐受，就能知道是哪种食物引起的。天气太热或者宝宝生病时要暂缓添加新食物。

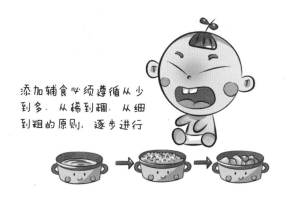

添加辅食必须遵循从少到多、从稀到稠、从细到粗的原则，逐步进行

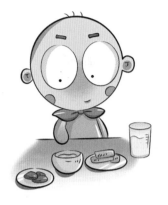

　　1岁之前，宝宝的饮食还是以乳类为主，辅食只是作为补充。不要因为宝宝爱吃辅食就添加得过快、过多，每日乳类的总量还是要按照每个阶段的标准来。经过半年的适应和过渡，宝宝1岁之后就转为三餐饭为主，乳类为辅。

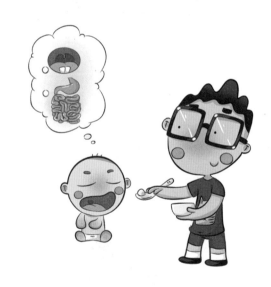

　　从流质到半流质再到固体的辅食添加过程，锻炼了宝宝的咀嚼和吞咽能力，促进了乳牙的萌出和语言的发育，也促使消化系统功能日趋完善。所以，这个过程是很重要的，过渡得太快会引起宝宝消化不良，太慢又会给宝宝的生长发育拖后腿，需要爸爸妈妈认真对待。

1~3 岁的宝宝，每天还是要吃 5~6 次，除了早、中、晚三餐饭，上午、下午应各加餐 1 次，以保证宝宝的能量供应。虽然这个时候宝宝的消化系统功能较婴儿期成熟，但还是不能跟成人相比，不能让宝宝吃大人的饭菜，还是建议给宝宝单独做。

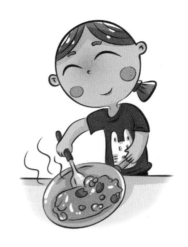

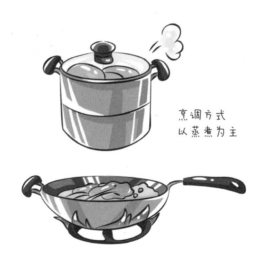

烹调方式
以蒸煮为主

这个时期给宝宝准备的饭菜应注意细、软、碎、烂，烹调方式以蒸煮为主，避免给宝宝食用油炸、粗硬的食物。毕竟宝宝的乳牙还没有出齐，消化能力仍然较弱。辛辣食品、咖啡、茶、酒等更不能让宝宝接触，宝宝柔嫩的小胃可禁不起这么折腾。

宝宝在幼儿期的生长速度较婴儿期有所下降，但对营养的要求仍较高。1~2岁的宝宝，每日推荐摄入总热量为1100千卡；2~3岁的宝宝，每日推荐摄入总热量为1200千卡。宝宝需要的这些热量来源于碳水化合物、脂肪、蛋白质这三大类营养素，其中又以碳水化合物供能为主。

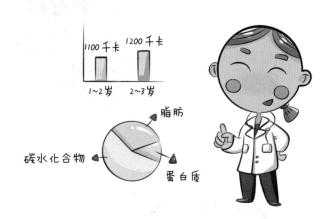

为了保证宝宝得到足够的蛋白质，这个时期宝宝还是应该每天摄入400~500毫升乳类。小南建议喝配方奶，营养更均衡一些，如果宝宝实在不喜欢配方奶，喝鲜牛奶也可以。给宝宝吃的食物种类要多一些，谷物、肉、蛋、奶及各种蔬菜、水果都要有，这样才能保证宝宝获得全面的营养。

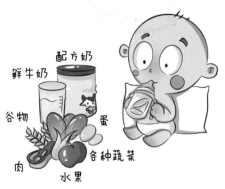

幼儿期的宝宝越来越有个性，两岁左右还可能有一段叛逆期，容易出现挑食、厌食的情况。爸爸妈妈要耐心引导，别强迫宝宝吃东西，会适得其反。要保证宝宝专心吃饭，不可以边玩边吃或边看电视边吃，帮助宝宝养成良好的饮食习惯。同时，轻松、愉快的进餐氛围也很重要，记得别在餐桌上批评宝宝哦！

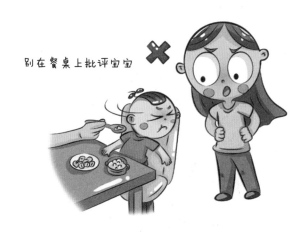

别在餐桌上批评宝宝

宝宝的模仿能力很强，饮食习惯上受爸爸妈妈的影响很大，因此，爸爸妈妈要做好榜样。尤其是喜欢吃辛辣刺激性食物的爸爸妈妈，千万别让宝宝跟着一起吃，会伤害宝宝肠胃的哈！

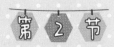

培养宝宝饮食好习惯

要想给宝宝养成良好的饮食习惯，必须从一开始添加辅食就做好引导，这样后面就会越来越轻松。不然，一旦养成了不好的饮食习惯，后面再想纠正就很困难。

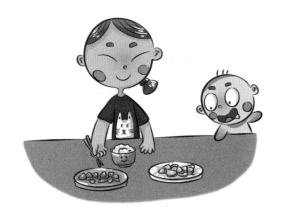

培养宝宝对食物的兴趣

引导宝宝对食物产生兴趣，这个很重要。在开始添加辅食前，就可以让宝宝坐在餐桌边看大人津津有味地吃饭，勾起宝宝的食欲。添加辅食后，爸爸妈妈可以把辅食做得好看一些，用鲜艳的颜色和有趣的形状来吸引宝宝，同时给宝宝选一套他喜欢的餐具。

🍼 有规律进食

尽管添加辅食是一个循序渐进的过程，我们还是可以让吃饭这件事变得有规律。比如，每天在固定的时间给宝宝吃辅食，每次都让宝宝坐在同一个位置，给宝宝准备一个合适的宝宝餐椅，每次都用同一套餐具等。

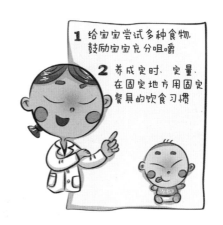

1 给宝宝尝试多种食物，鼓励宝宝充分咀嚼

2 养成定时、定量、在固定地方用固定餐具的饮食习惯

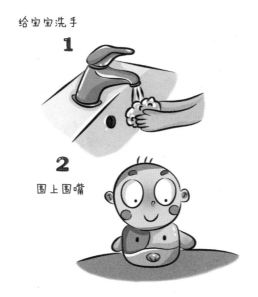

给宝宝洗手

1

2

围上围嘴

饭前来点小小的仪式感，吃饭前跟宝宝说："宝贝，我们准备吃饭啦，一起去洗手吧！"洗手回来给宝宝戴上围嘴，告诉宝宝："我们开始吃饭啦！"宝宝小的时候可能听不懂，但这些动作会让他慢慢熟悉整个过程，在不知不觉中养成良好的饮食习惯和卫生习惯。

提供良好的就餐环境

温馨、安静的就餐环境能够让宝宝对吃饭这件事产生好感。如果宝宝吃饭时，周围充斥着电视节目的声音或嘈杂的喧哗声，宝宝的注意力会受到干扰，就无法专心吃饭。有些家庭有边看电视边吃饭的习惯，其实这样无论是对宝宝还是对成人都是不好的，所谓"一心不能二用"，吃饭时若心思放在电视上，是会影响食物的消化的。

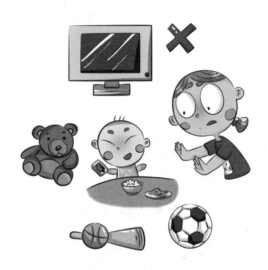

细嚼慢咽但不拖拉

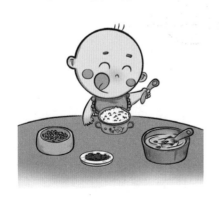

吃饭细嚼慢咽既可以锻炼宝宝的咀嚼能力，又能保护宝宝的肠胃。爸爸妈妈开始给宝宝吃辅食的时候就要教给宝宝要细嚼慢咽，给宝宝做好示范。不过，细嚼慢咽不等同于拖拉，如果发现宝宝吃一口就去玩了，或者嚼几下就停下来，就要及时把他拉回到吃饭这件事上来。

🐛 不要强迫宝宝进食

宝宝还小，状态不稳定，隔三岔五出现一次不想吃饭的情况也是正常的。爸爸妈妈千万不要强迫宝宝吃饭，这样做会让宝宝产生厌食情绪，造成后续的喂养困难。要仔细观察，找到宝宝不想吃饭的原因。如果宝宝是不习惯咀嚼食物，就要耐心引导，多示范几次给宝宝看；如果宝宝身体不适或不饿，就不用非让宝宝吃饭。

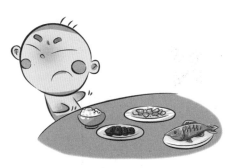

🐛 及时添加固体食物

配方米粉营养丰富而且喂养方便，有些妈妈就囤下不少，一直给宝宝吃这个。前面小南讲过，要循序渐进地添加辅食，要给宝宝一个适应期，但也不要一直给宝宝吃泥糊状食物，该加固体食物的时候就要赶紧加上。不然，宝宝的咀嚼能力和乳牙萌出都会受影响。

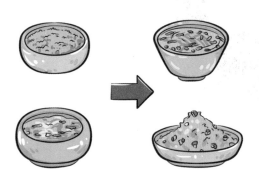

宝宝 7~9 个月时，及时引入固体食物

🐾 不要给宝宝养成重口味

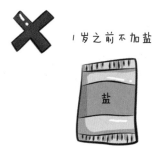

1岁之前不加盐

小南已经反复说过，不要在1岁以内宝宝的食物中加盐，食物本身含有的钠已经能够满足宝宝的需要。宝宝1岁之后，也要尽量在宝宝的饭菜中少加盐，一旦给宝宝养成重口味的习惯，就会增加宝宝将来患高血压病、心脏病等疾病的风险。总有一些爸爸妈妈以己度人，觉得不加盐一点味道也没有，宝宝会不喜欢吃。事实上，宝宝吃得可香呢，只是你习惯了重口味而已！

🐾 少给宝宝吃零食

饭前不吃零食

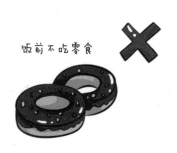

有些爸爸妈妈总怕宝宝饿着，一会儿让宝宝吃点这个，一会儿让宝宝吃点那个，不知不觉给宝宝养成了吃零食的习惯。等到了吃饭时间，宝宝肚子里饱饱的，自然不会好好吃饭。再者，那些能被叫作零食的，多半是些高油高糖的不健康食品，吃多了对宝宝的身体可没有好处。所以，小南劝大家，尽量少给宝宝吃零食，能不吃最好！

大人要适时放手

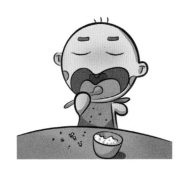

宝宝1岁左右就可以自己用勺子吃饭了，精细运动发育好的宝宝还能更早，这个时候爸爸妈妈一定要给宝宝练习的机会。米粒撒一桌、粘满身都是很正常的，不都得有个学习的过程吗？坐在旁边的家长们，一定忍住哈，别剥夺宝宝锻炼的机会，你要知道，宝宝自己吃饭既能锻炼精细运动能力，又能锻炼手眼协调能力，可是个成长的好机会呢！

让宝宝遵守餐桌规矩

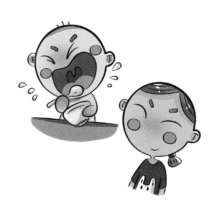

宝宝能自己吃饭之后，爸爸妈妈就要把一些基本的餐桌上的规矩告诉宝宝。比如，吃饭时要坐好，不可以跑来跑去；吃饭时不可以咬住筷子；从自己的方向夹菜，不要满盘子挑来挑去；不可以爬上桌子或者把脚放在桌子上；吃饭时不要大喊大叫等。宝宝出现一些不好的行为时，也不要大声呵斥他，平静地告诉他这样不对就可以了。如果爸爸妈妈反应过大，宝宝有可能会故意犯错来引起大人的注意。

🐾 爸爸妈妈做好榜样

宝宝的模仿能力是很强的，尤其爱模仿自己的爸爸妈妈。所以，爸爸妈妈们吃饭时要注意，别在宝宝面前说这个不好吃、那个不好吃的，你不喜欢吃的默默不吃就是了。要知道，很多宝宝挑食都是跟爸爸妈妈学的，咱们可不要给自己找麻烦啊！

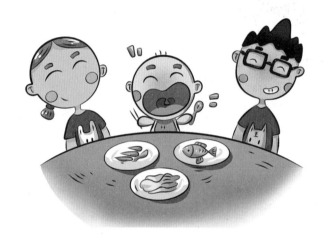

鱼小南
特别提示

目前我国幽门螺杆菌的感染率挺高的，这个细菌会不断破坏我们的胃黏膜，引发胃炎、胃溃疡甚至胃癌，是个很坏的细菌。跟感染了幽门螺杆菌的人一起吃饭，是有可能感染的。为了宝宝的健康，小南建议有条件的话可以在家里实行分餐制，出门就餐也记得给宝宝带套自己的餐具哦！

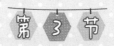
常见喂养问题解决方案

爸爸妈妈当然想给宝宝养成良好的饮食习惯，但这并不是一件容易的事，喂养过程中总会遇到这样那样的问题，这一节小南就针对几个比较常见的喂养难题好好说一说。

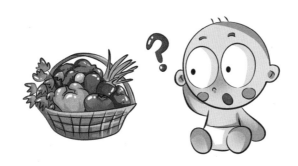

🐛 宝宝不爱吃蔬菜怎么办？

咨询小南这个问题的爸爸妈妈实在太多了。在小南认识的宝宝里面，不爱吃蔬菜的绝对是要占大多数的。说起来呢，蔬菜的味道比不得水果，又含有粗纤维，不易嚼烂，也怨不得宝宝不爱吃。很多爸爸也不爱吃吧？

但是呢，蔬菜是我们获得矿物质、维生素、膳食纤维等营养素的重要来源，不喜欢也是要吃的呀！所以，下面小南就给爸爸妈妈介绍一些让宝宝爱上蔬菜的方法，希望能够帮到你们。

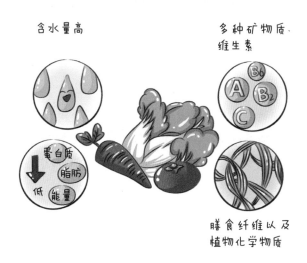

让宝宝爱吃蔬菜这个事，要早些筹划，从刚开始添加辅食的时候就要注意。小南建议，菜泥最好第二个出场，仅次于米粉，要抢在果泥前面添加。你想啊，果泥的味道多香甜啊，如果宝宝先吃到了果泥，还能喜欢吃菜泥吗？

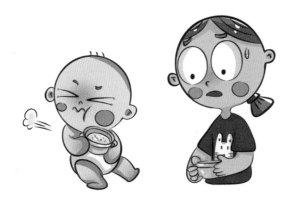

添加一种菜泥之后观察几天，没有呕吐、腹泻等情况后再添加另外一种菜泥，尽可能让宝宝多尝试一些不同种类的菜泥。这样，让宝宝的味蕾对这些蔬菜的味道留点印象，将来再吃的时候不那么抵触。

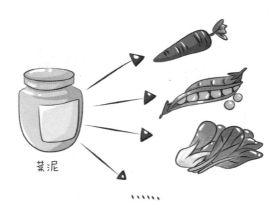

菜泥

多尝试一些不同种类的菜泥

等宝宝再大一点就可以吃碎菜了，这时候注意给宝宝做得软烂一点，毕竟宝宝的咀嚼、吞咽能力还没法跟大人比。很多宝宝不喜欢吃蔬菜，就是觉得蔬菜太难嚼了，有畏难情绪。

叶菜煮软后磨成菜泥

不需要吃盐

1岁内

根茎类的蒸熟后捣成泥

宝宝1岁之后，可以跟着大人一起吃三餐饭了，乳类成了辅助食品。这时候宝宝的饭菜还是要单做，做得清淡软烂一些，但吃饭的时候可以坐到餐桌前跟大人一起吃。爸爸妈妈要津津有味地吃蔬菜，表演得夸张点，让宝宝感觉到蔬菜是非常好吃的。

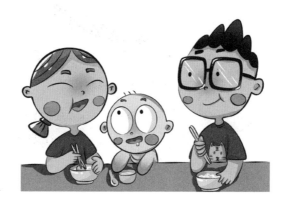

宝宝再大一点呢，就可以让他参与到买菜、做菜的活动中来。带着宝宝去菜市场逛一逛，让他自己选几样喜欢的蔬菜，回家后让宝宝帮忙择菜、洗菜，如果家里有条件，还可以带着宝宝在阳台种点菜。自己参与劳动做出来的菜，宝宝肯定会吃得格外香！

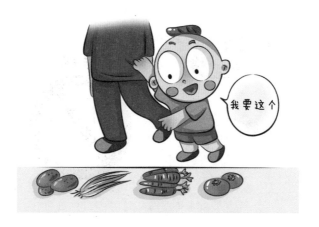

我要这个

爸爸妈妈还可以在蔬菜的烹调方式上动动脑筋。比如，把蔬菜、鸡蛋、面粉调成糊，放在平底锅里煎成蔬菜饼。或者把蔬菜做成馅，藏在饺子、馄饨、包子里，还可以煮蔬菜粥、蔬菜面。多换换花样，注意一下颜色和形状，总会有一款吸引到宝宝。

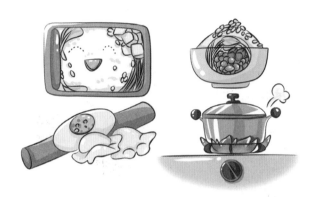

当宝宝开心地吃下一顿蔬菜后，爸爸妈妈可要及时表扬宝宝，你们的鼓励会让宝宝越来越爱吃蔬菜的。同理，如果宝宝某一顿就是不想吃蔬菜，爸爸妈妈也不要强迫宝宝，还是以引导为主，否则会适得其反，形成恶性循环。

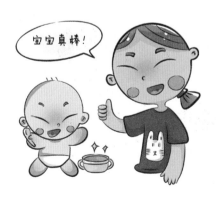

宝宝真棒！

如何解决"追着喂饭"？

　　几乎所有的爸爸妈妈都遇到过宝宝吃饭难的问题，有的爸爸妈妈是"不吃就饿着"，有的就追着宝宝喂饭。追着喂饭的，眼下看是喂下去了几口饭，可长期下去，坏处一箩筐，这种做法得赶紧喊停。

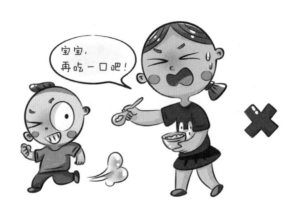

　　最明显的就是，大人别想好好吃饭了，要么匆匆扒拉几口，要么喂完宝宝再回来吃剩饭剩菜。对宝宝的坏处就更多了，只不过短期内看不出来，爸爸妈妈就容易忽视。

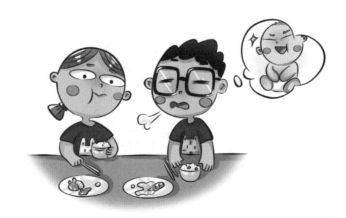

长期喂饭会让宝宝没有饥饱感，反正吃饭是被动的，爸爸妈妈喂多少吃多少，要么就吃撑了（这个居多），要么就是还没吃饱就已经对吃饭失去了兴趣。有的爸爸妈妈还会以自己的喜好来给宝宝喂饭，这样就有可能造成宝宝偏食。

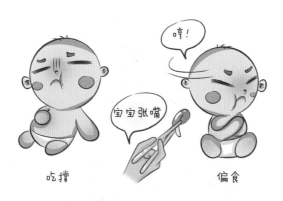

吃撑　　　　　　　　偏食

　　不管是上面哪一种都会造成宝宝的营养失衡，还会给宝宝养成不良饮食习惯。有的宝宝长大后会经常暴饮暴食，就算不饿也吃个不停，这种情况跟小时候的喂饭经历有一定的关系。

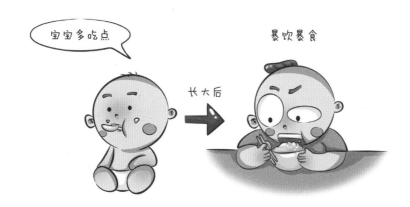

而且，喂饭还会让宝宝的咀嚼能力得不到锻炼。你想啊，宝宝这口还没嚼烂，下一勺又来了，只能减少咀嚼次数，先咽下去再说。这样不光增加宝宝的胃肠道负担，影响食物的消化吸收，时间长了还会影响宝宝颌面部肌肉、骨骼及牙齿的发育，进而影响宝宝的发音和容貌。

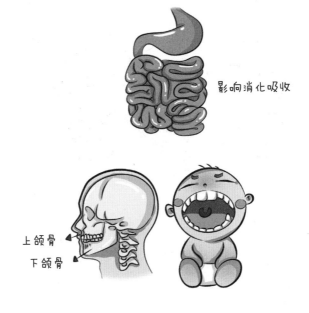

影响消化吸收

上颌骨
下颌骨

宝宝自己动手吃饭本来是很好的学习机会，在这个过程中宝宝能够锻炼手眼协调能力、精细运动能力，家长的喂饭让宝宝失去了这个宝贵的机会。等到宝宝上幼儿园了，他不能自己吃饭，会更难适应集体生活，也会影响宝宝的社交活动。

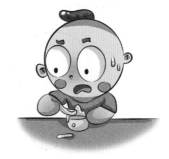

还有哦，追着喂饭的话，宝宝就不可能专心吃饭，要么边看电视边吃，要么边玩玩具边吃，有的还在家里跑来跑去，这样非常影响专注力的发展。专注力发展不好，宝宝以后就很容易出现上课走神、做作业磨蹭等问题。

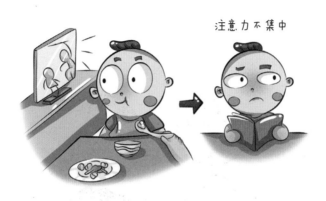

注意力不集中

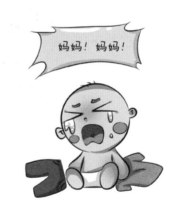

妈妈！妈妈！

自己吃饭本来是培养宝宝独立的第一步，宝宝能够自己做一些事情之后，会感受到自己的力量，从而产生行为的自主性。家长一直喂饭的话，会阻碍自主性的发展，使宝宝形成消极的个性，这对宝宝的成长是非常不利的。

读到这里，爸爸妈妈应该了解追着喂饭的坏处了吧？很多爸爸妈妈会说："喂饭都是家里老人惯出来的，他们不听啊！"但小南告诉你，爸爸妈妈才是教育孩子的主体，这个责任不要推给别人哈。下面就来点"干货"，小南能想到的解决喂饭问题的方法都在这里啦！

解决这个问题，首先要弄清楚宝宝为什么不好好吃饭。是不饿呢，还是不想自己吃呢？如果是不饿，就要看一下是不是两餐之间零食吃太多了，如果是这个原因，就要减少零食的量，尤其是那些不健康的零食，尽量别给宝宝吃。

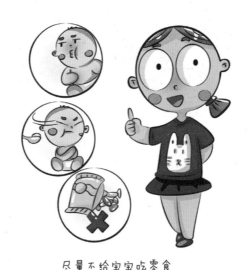

尽量不给宝宝吃零食

　　当然，小南说的这些都是基于宝宝健康状况良好时的解决方案。若是宝宝生病了，比如患感冒、胃肠炎等疾病时，肯定是会影响食欲的。如果是这种情况，就不应该强迫宝宝进食，少吃点反而给胃肠道减轻负担，更有利于宝宝早点恢复健康。所以，宝宝不好好吃饭，还是要先排除疾病的原因，确认宝宝健康后再考虑教育问题。

前面小南就说过，爸爸妈妈作为榜样的力量很强大，千万不要不准宝宝吃零食，自己却吃零食吃得开心，宝宝的心理不平衡啊！再就是，爸爸妈妈千万不要边吃饭边玩手机，如果有重要工作，你可以处理完工作再来吃饭。只要坐到餐桌前，就要专心吃饭，给宝宝一个好的示范。

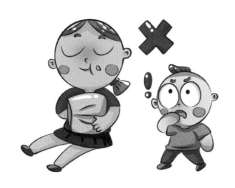

家里的三餐时间尽量固定，给宝宝安排一个属于自己的固定位置，餐具最好也固定，让宝宝形成条件反射，到了时间坐在这里就知道要开饭啦。第一次宝宝肯定不会那么配合啦，尤其是已经养成不良习惯的大宝宝。这时，爸爸妈妈要温和而坚定地告诉宝宝："从现在开始，宝宝要自己吃饭了，宝宝已经长大了，爸爸妈妈相信宝宝一定能做到。"

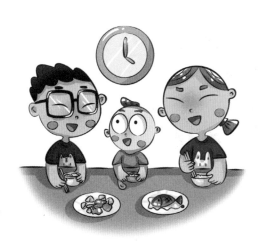

如果宝宝哭闹，不妨就让他哭一场，饿一顿也没关系，要让他知道以后就得自己吃饭，这事没得商量，哭也没用。这期间，爸爸妈妈不要生气，也不要批评宝宝，还要安慰宝宝，但坚决不喂饭，明确告诉宝宝要自己吃。训练成功的前提是家长们要统一战线哈，前几次训练的时候，最好不要让容易妥协的长辈在现场。

宝宝刚开始自己吃的时候肯定是不熟练，吃得满身、满桌都是，这个没关系的，多练几次就好了。爸爸妈妈一定要忍住帮助宝宝的冲动，也不要批评宝宝，要多多表扬宝宝。只要给宝宝锻炼的机会，宝宝就会做得越来越好的，多一点耐心哈！

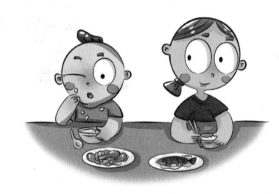

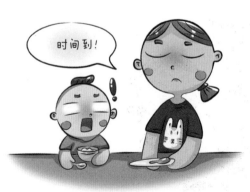

时间到！

很多宝宝自己吃饭的时候吃得特别慢，边吃边玩，这也是很多爸爸妈妈忍不住要喂几口的原因。如果是这种情况，爸爸妈妈就要给宝宝设置一个时间限制，将宝宝的吃饭时间控制在 30 分钟以内，时间一到就把饭菜撤走，零食也都收起来。让宝宝意识到必须专心吃饭，拖拖拉拉到最后就没有饭吃。

如果宝宝已经三四岁了，可以带着他一起去买菜，让他帮忙择菜、洗菜等，让他参与到做饭过程中来，参与做饭的成就感能够激发宝宝对吃饭的兴趣。也可以给宝宝读一些相关的绘本，多给宝宝讲讲食物和人体的知识，让宝宝知道人为什么要吃饭、哪些食物有营养等。

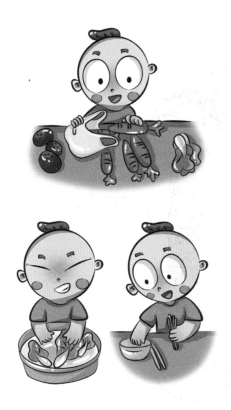

　　让宝宝自己吃饭这个事，越早开始越顺利。小南建议，最好在1岁左右开始训练宝宝自己吃饭，一旦养成不良饮食习惯，越大越难纠正。希望爸爸妈妈们能够在宝宝上幼儿园之前给宝宝养成作息规律、独立吃饭的好习惯。

哪些食物不能过早给宝宝吃？

冰激凌是不能太早给宝宝吃的，爸爸妈妈知道吧？还有其他一些食物也不适合过早给宝宝吃。毕竟宝宝的身体还在发育中，各项生理功能还不够完善，过早给宝宝吃了某些食物是对宝宝有害的。

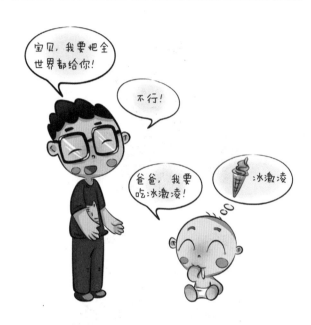

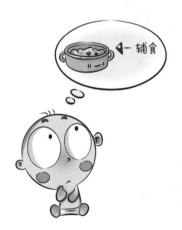

在说具体的食物之前，小南先插一句，别让宝宝在 4 个月之前开始吃辅食哈！第 1 节里小南讲过，宝宝的消化系统还没准备好呢，添加辅食早了会让宝宝出现腹胀、便秘等不适。早产儿要按照矫正月龄来算，晚一点开始添加辅食，不能从出生开始算 4 个月哈！

开始添加辅食之后呢，汤汤水水不能过早给宝宝喝，1岁以内的宝宝都不建议喝。因为宝宝的食量有限，如果喝了太多汤汤水水就吃不进多少饭了。而这些汤汤水水中的营养含量有限，不足以满足宝宝的营养需求。很多妈妈觉得，自己熬了半天的排骨汤营养丰富又好消化，比吃排骨还好，这可是个错误观念，汤中的营养含量可是没法跟肉相比的哦！

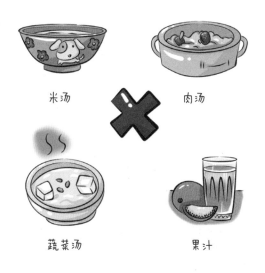

米汤　　　　　　肉汤

蔬菜汤　　　　　果汁

这个汤汤水水也包括果汁，水果被打成果汁的过程中，损失了很多营养物质，糖分却被完整地保留下来。所以，果汁中的营养成分跟水果是不一样的，长期给宝宝喝果汁会导致肥胖和龋齿。当然，从外面买来的添加了人工色素、防腐剂等添加剂的果汁饮料就更不适合宝宝了。

龋齿

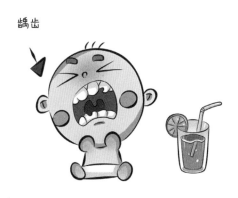

还有一样是小南反复强调的，别嫌小南啰唆哈，因为这一点很重要。就是千万不要给 1 岁内的宝宝吃盐！6 个月之前的宝宝，母乳和配方奶中的钠完全能够满足宝宝对钠的需求；6~12 个月的宝宝，食物本身含有的钠也已足够。额外给宝宝吃盐，会给宝宝的肾脏增加负担，还会给宝宝养成重口味，增加宝宝将来患高血压病、冠心病等的风险。不要再相信"不给宝宝吃盐会让宝宝没力气"的说法啦！

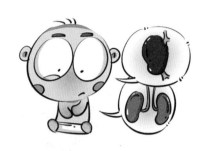

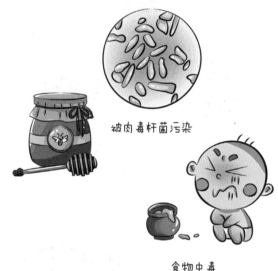

被肉毒杆菌污染

食物中毒

不要给 1 岁以下的宝宝吃蜂蜜。蜂蜜是目前公认的与婴儿肉毒中毒有关系的食品。蜂蜜在酿造和储存过程中，很容易受到肉毒杆菌的污染。若小宝宝食用了被污染的蜂蜜，肉毒杆菌就会在宝宝的肠道中繁殖，并在宝宝体内产生毒素，危害宝宝的身体。

大部分爸爸妈妈想给宝宝喝蜂蜜水是为了缓解宝宝的便秘。小南跟你们说，缓解宝宝便秘的关键是增加宝宝饮食中的膳食纤维含量。那哪些食物中的膳食纤维含量高呢？是蔬菜和水果。所以，如果宝宝便秘，给他多吃蔬菜和水果，比喝蜂蜜水管用。

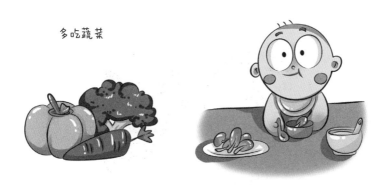

多吃蔬菜

　　尽量不给 3 岁以下的宝宝吃巧克力。巧克力中含有兴奋神经的物质，会影响宝宝的睡眠，而且巧克力中的糖含量很高，对宝宝的牙齿也不好。再说啦，现在市面上很多巧克力的成分是代可可脂，含有反式脂肪酸，吃多了会影响宝宝的健康。

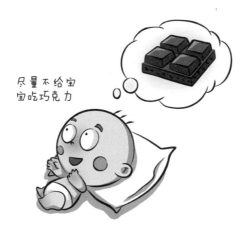

尽量不给宝
宝吃巧克力

整粒的坚果也是不能过早给宝宝吃的，宝宝的咽喉部比较狭窄，坚果一旦卡在喉咙处，是非常危险的。坚果比较硬，不容易嚼碎，而且脂肪含量也高，不容易消化。所以，小南建议 3 岁以下的宝宝尽量不要吃整粒的坚果，可以给宝宝食用少量坚果粉。

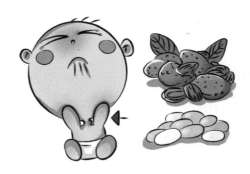

不给宝宝吃整粒的坚果

　　如果爸爸妈妈能在宝宝出生前就看到这本书是最好啦，每个阶段都按照小南介绍的原则去做，给宝宝养成良好饮食习惯是不难的。若是爸爸妈妈看到这本书时，宝宝已经有些不好的饮食习惯了呢，也没关系，只要你下定决心去帮助宝宝改，都会改过来的，加油哦！

第 2 章

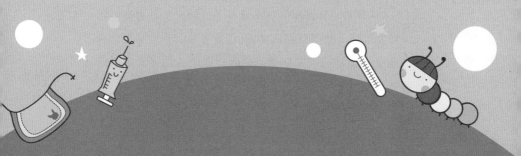

养成良好睡眠习惯

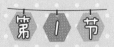

0～3岁宝宝的睡眠特点

0~3岁宝宝的睡眠，也是很多爸爸妈妈发愁的事儿。小南还是先讲一些基础性的知识，让爸爸妈妈们心里有个谱，后面才好说如何培养宝宝的睡眠好习惯和一些常见睡眠问题的解决方案。

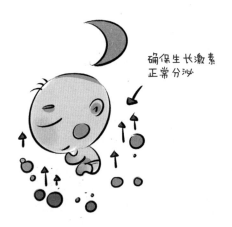

确保生长激素
正常分泌

睡眠的重要性，相信爸爸妈妈都有体会，忙碌一天之后好好睡上一觉，第二天就又活力满满了。对宝宝来说，睡眠的作用更大，充足的睡眠不仅能确保生长激素的正常分泌，让宝宝好好长个子，还能促进宝宝的智力发育，让宝宝的情绪更稳定。

那怎么知道宝宝有没有睡足呢？如果宝宝醒着时精神很好，反应也比较敏捷，吃奶或吃饭正常，大小便也正常，各项生长发育指标都在正常范围内，就说明宝宝的睡眠时间足够。

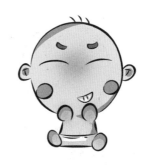

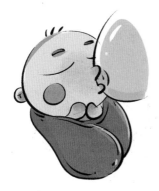

新生儿平均每天睡 16 个小时左右

宝宝刚出生时，每天能睡 20 个小时，几乎除了吃奶就是睡觉。这时候宝宝也分不清白天、黑夜，2~3 小时醒来吃一次奶，吃完奶玩不了多长时间就又要睡了。但是，随着宝宝慢慢长大，他每天需要的睡眠时间会减少，爸爸妈妈要通过环境的变化让宝宝学会区分昼夜。

宝宝两个月大的时候，白天醒着的时间会增加，吃奶也没有之前频繁了。等到 3 个月的时候，大部分宝宝晚上能睡个大觉，甚至有一部分宝宝能够一觉睡到天亮。但是，也有一部分宝宝，还是会在晚上频繁醒来。对于这样的宝宝，爸爸妈妈需要多一点耐心。

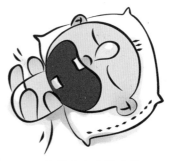

3 个月的宝宝平均每天睡 15 个小时左右

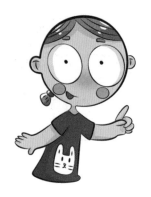

宝宝 4~7 个月的时候，白天仍然需要小睡 2~3 次，每天的睡眠时间在 14 个小时左右，晚上基本上不需要吃夜奶了。这个阶段爸爸妈妈要想办法给宝宝断夜奶了，具体怎么断夜奶，你们可以去翻翻《母乳喂养与辅食添加》那本哈。

宝宝 9 个月的时候，白天仍然需要小睡两次，晚上可以睡得比较好了。但是，这个时期的宝宝还是个小婴儿，会遇到感冒、腹泻、中耳炎、分离焦虑等各种各样的情况。当宝宝不舒服的时候，会出现短暂性的退步，可能晚上又要频繁吃夜奶了，这都是很正常的。

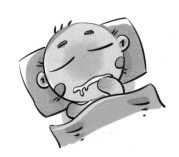

1 岁的宝宝平均每天睡 13 个小时左右

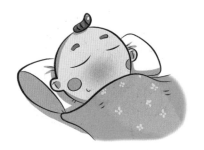

2~3 岁的宝宝平均每天睡 12 个小时左右

宝宝 1 岁之后，睡眠规律逐渐向成人靠拢，一般白天中午小睡 1 次即可，晚上早点入睡，早上可以跟着大人一起起床。1 岁之后，宝宝会走了，活动范围变大，可以逐步增加白天的活动时间，不要让宝宝白天睡太多，以免影响晚上的睡眠时间。

如果宝宝睡不好，睡眠时间短、易醒，要好好找找原因。3个月以下的小宝宝，夜间哭闹、睡不踏实可能是昼夜颠倒、肠痉挛，也可能是奶粉过敏、穿得过多等。再大一些的宝宝，可能是出牙期不适、感冒、中耳炎、腹泻、蛲虫感染等。如果这些都排除了，那就可能是宝宝的个性决定的，他需要更多的时间来学会好好睡觉。

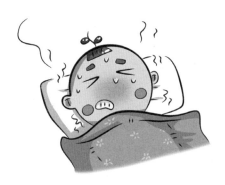

　　跟大人相比，宝宝的睡眠周期短，而且处于浅睡眠状态的时间长，很容易醒。所以，很多时候宝宝是需要大人哄睡的，尤其是那些不会自己睡觉的宝宝。如果家有不爱睡觉的宝宝，爸爸妈妈也别太焦虑，只要宝宝的生长发育正常就没什么可担心的，他就是一个精力旺盛的宝宝而已，将来这也许是他的优势呢！

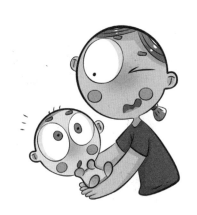

哄睡工作当然是很让人头疼的，有时候抱着哄半天好不容易哄睡了，结果一放下就醒。这种崩溃的感觉相信很多爸爸妈妈都体验过。前几个月，宝宝大概需要经过 20 分钟左右的浅睡眠期才能熟睡，爸爸妈妈要等宝宝的身体完全放松下来之后才能把他放下。

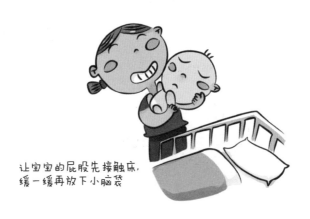

让宝宝的屁股先接触床，缓一缓再放下小脑袋

其实，宝宝睡眠好不好有时候取决于爸爸妈妈的感受。如果爸爸妈妈自己对睡眠的要求比较高，那么即使宝宝的睡眠还可以，爸爸妈妈也会觉得很焦虑。宝宝出生后的第一年，爸爸妈妈的睡眠肯定是要严重受影响的哈，要先做好心理建设，接受这个事实。然后呢，爸爸妈妈两个人要合作好，轮流负责夜间带娃，让对方可以好好休息一下。

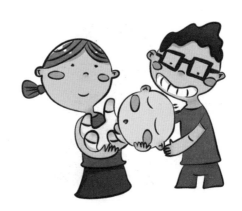

即便是母乳喂养的妈妈也不用一个人来承担夜间的带娃任务，妈妈可以提前挤出一些母乳储存起来，偶尔让爸爸来照顾宝宝一晚上。等你获得了足够的休息，精神也会放松下来，那时说不定宝宝也睡得更好了呢!

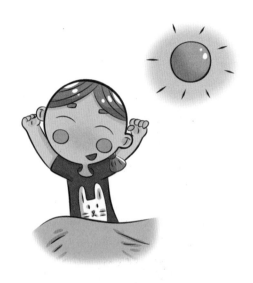

有一点小南得说清楚，你们盼望的"一觉到天亮"，其实是指宝宝连续睡5个小时，可不是从晚八点到早八点哈。这样你再算一算，是不是觉得宝宝睡得还可以呢? 期望值低一些，焦虑就少一些。

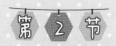

培养宝宝睡眠好习惯

就像不能强迫宝宝吃饭一样，我们也不能强迫宝宝睡觉，爸爸妈妈能做的就是尽量给宝宝创造一个好的睡眠环境，让他更容易入睡。下面这些，是小南总结的帮助宝宝养成睡眠好习惯的方法，给大家参考。

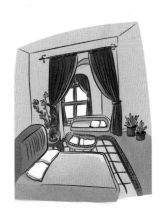

🐾 给宝宝创造良好的睡眠环境

小南认为，这是爸爸妈妈最先要做的事，尽量在宝宝出生前就准备好。孕晚期就要给宝宝准备一个婴儿床，并想好放在什么位置，床垫、被褥也提前准备好。另外，房间的通风怎么样，温度、湿度通过什么方式来调节，这些都要考虑到。尽量让宝宝在一个安静，且光线、温度、湿度适宜的环境中睡觉。

🦶 不要给宝宝穿盖太多

很多妈妈总怕宝宝冻着，给宝宝穿得厚，盖得也多。但宝宝新陈代谢旺盛，本身就出汗多，若再穿盖过多，必然热得睡不安稳，严重时还会引起婴儿捂热综合征，危害宝宝的健康。

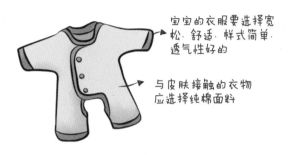

宝宝的衣服要选择宽松、舒适、样式简单、透气性好的

与皮肤接触的衣物应选择纯棉面料

🦶 让宝宝学会区分昼夜

上一节小南说过，宝宝刚出生时分不清白天和晚上，就是吃完了睡、睡醒了吃，但爸爸妈妈得慢慢让宝宝学会区分昼夜，别让宝宝睡颠倒了。比如，宝宝白天睡觉时，我们就可以拉开窗帘，让房间里亮一些；白天爸爸妈妈在家里正常活动，不用刻意不发出声音；白天喂奶的时候把宝宝抱起来喂；白天宝宝醒来时，爸爸妈妈多跟宝宝说说话、玩一玩。

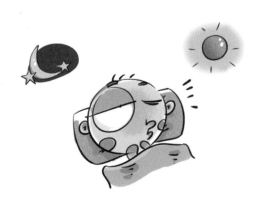

🍼 建立固定的睡前模式

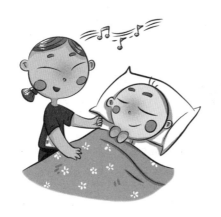

　　尽早给宝宝建立一个固定的睡前模式，会让爸爸妈妈轻松不少。每晚入睡前给宝宝洗一个舒服的热水澡，换上小睡衣，将宝宝喂饱后放在床上，放一首固定的催眠曲，然后关上灯，轻轻拍拍宝宝，等待他慢慢入睡。时间长了，这一套固定的动作做完，宝宝就知道睡觉的时间到了。

🍼 不要过多干扰宝宝

　　前面说过，宝宝的睡眠周期较成人短，浅睡状态持续时间比较长，很容易醒。当宝宝在睡眠周期之间醒来时，爸爸妈妈千万不要立刻冲上去抱起他或者跟他说话。先观察一下，可能宝宝很快就自己睡着了，如果爸爸妈妈去打扰他，反而让他彻底醒过来，再想哄睡就难了。尤其不要宝宝一醒来就喂奶，这样下去以后想断夜奶就难了。

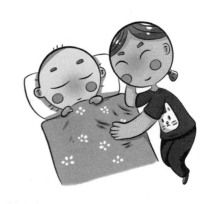

控制好白天的睡眠时间

随着宝宝一天天长大，他需要的睡眠时间是在减少的，减少的这部分时间应该是白天的睡眠时间，毕竟我们都是白天工作、晚上休息的节奏，宝宝要跟我们的节奏一致才行啊！如果宝宝白天的照顾者和晚上的照顾者不一致，就容易出现白天睡多了、晚上入睡难的情况，这时候家里应该有人统筹安排宝宝一天的睡眠总时长，根据晚上的情况来调整宝宝白天的睡眠时间。

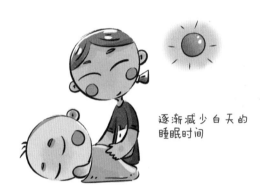

逐渐减少白天的
睡眠时间

早上定时起床

宝宝6个月之后，需要的睡眠时间没有那么多了，大部分宝宝的睡眠都比较有规律了。这时，很多妈妈也开始工作了，早上可以让宝宝跟妈妈一起起床。有些宝宝晚上睡得晚，妈妈怕他睡不够，就让他早上晚起，这样就形成了恶性循环。让宝宝早上定时起床，有利于养成早睡早起的好习惯。

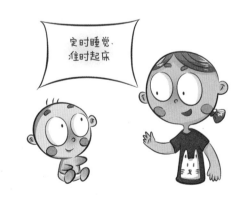

定时睡觉·
准时起床

不要过早给宝宝停用纸尿裤

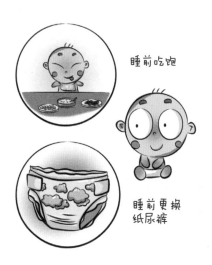

睡前吃饱

睡前更换
纸尿裤

有些爸爸妈妈在宝宝1岁之后就不给宝宝使用纸尿裤了，但宝宝在两岁半之前是没办法控制好大小便的。白天还好，到了晚上一尿就醒，宝宝和大人都没法睡个囫囵觉。早就有研究证明了，等到宝宝具备控制大小便的能力之后再训练他上厕所是最好的选择，过早训练只会事倍功半。如果再因为训练上厕所这件事耽误了宝宝的睡眠，那真是得不偿失了。

睡前不要让宝宝太兴奋

宝宝两岁之后，语言、运动能力都有了很大进步，可玩的项目也多了。爸爸妈妈晚上回到家，想尽可能多陪伴宝宝，就陪着宝宝蹦蹦跳跳，玩得很开心。多陪伴宝宝没错，但晚上玩得太兴奋的话，宝宝就会很难入睡了。还有一些爸爸妈妈，喜欢在睡前告诉宝宝一些好消息，比如明天带宝宝去游乐场之类的，这下好了，宝宝可是睡不着了，一个劲儿想明天的事。

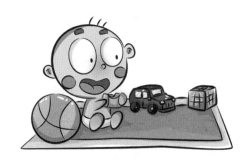

别让宝宝跟着爸爸妈妈一起晚睡

成年人嘛，都是睡得比较晚的，11 点之前睡都算早的。但宝宝可不要睡这么晚，3 岁以下的宝宝又没有学业压力，长身体是第一位的啊！爸爸妈妈应该先安排宝宝睡下，再去忙自己的事情，别拖着宝宝跟自己一起熬夜。宝宝睡晚了可是要影响生长激素分泌的。

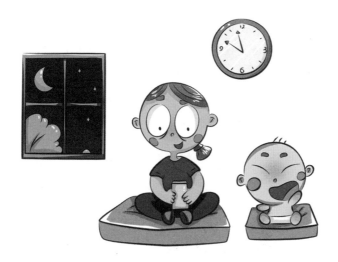

多年前流行的"放任宝宝哭，坚决不抱"的睡眠训练法已经被否定了哈。因为这种"铁石心肠"的做法会影响宝宝的心理发育，让宝宝对这个世界产生不信任感。婴儿期多抱抱宝宝、安慰宝宝是不会惯坏他的，而且对建立良好的亲子关系是有帮助的。

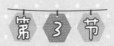

常见睡眠问题解决方案

上一节小南讲的是些基本的原则，这一节就是实战内容了。宝宝到底睡在小床上还是睡在大床上？睡着之后的一些表现是正常还是异常？已经养成了一些不好的睡眠习惯该怎么改呢？你需要的干货都在这里啦！

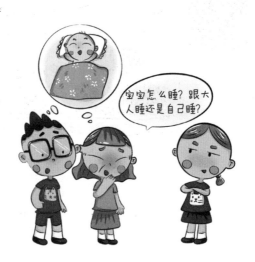

🌙 宝宝到底应该怎么睡？

这是宝宝一出生就要面临的问题，宝宝到底应该单独睡小床呢，还是跟爸爸妈妈一起睡大床？从医生的角度讲，肯定是建议宝宝单独睡婴儿床的，这是出于安全的考虑。

小宝宝尤其是新生儿，跟爸爸妈妈一起睡在大床上是很危险的。如果熟睡的爸爸妈妈压到了宝宝，或者不小心用被子盖住了宝宝的口鼻，后果是相当可怕的。不管怎么样，宝宝刚出生的前几个月，小南还是不建议宝宝在爸爸妈妈的大床上睡。

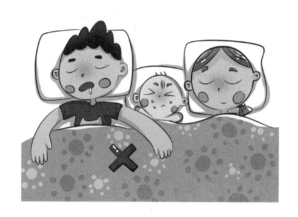

就算压不到宝宝，爸爸妈妈需要的氧气和呼出的二氧化碳也远多于宝宝，宝宝跟爸爸妈妈挨太近的话会受影响。尤其是睡在爸爸妈妈中间的宝宝，置身于氧含量这么低的空气中，多可怜哪！

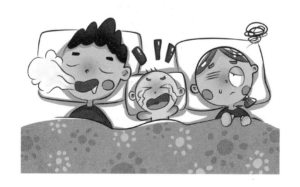

宝宝跟爸爸妈妈睡在一张床上还有一个坏处。如果爸爸妈妈感冒了，很容易传染宝宝。同样的，宝宝感冒了也容易传染爸爸妈妈，就会出现"一个生病，全家人都跟着生病"的情况。

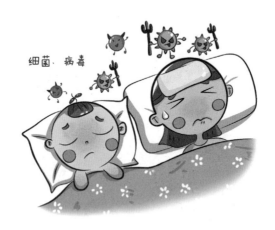

细菌、病毒

　　宝宝跟着爸爸妈妈睡大床有这么多坏处，为什么妈妈们还是愿意让宝宝睡大床呢？"让宝宝睡大床夜里喂奶方便呀！"确实，让宝宝睡在大床上，最直接的好处就是方便妈妈晚上随时喂奶，尤其是冬天，不用起来喂奶是多幸福的事啊！

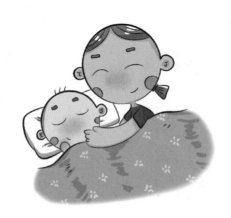

还有妈妈说："你们家的天使宝宝自己睡小床自然是没问题，可我们家的高需求宝宝一定要在妈妈身边才能睡踏实，让他自己睡的结果就是谁也别想睡好。"这样的宝宝小南自然是见过的，要小南说啊，最好就是宝宝睡自己的小床，然后小床就放在爸爸妈妈的大床旁边，紧挨着妈妈，这样既方便照看宝宝又不会相互干扰，也能给宝宝足够的安全感。

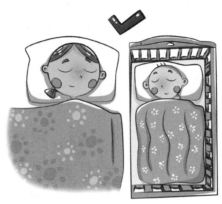

　　宝宝的小床上一定不要放太多衣物和玩具，最好就是宝宝的周围什么都没有。3个月以下的宝宝也不需要用枕头，实在想垫一下的话，可以找一块柔软吸汗的纯棉毛巾垫在宝宝头下面。被子也不要太大太厚，避免宝宝自己不小心盖住口鼻。

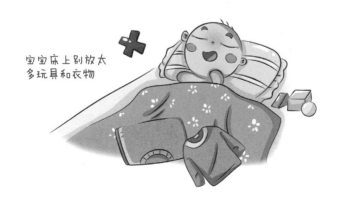

宝宝床上别放太
多玩具和衣物

如果带宝宝走亲访友或出去旅行，实在没有婴儿床的情况下，最好还是让宝宝睡在床的一侧，而不是爸爸妈妈中间。尽量让宝宝睡在靠墙的一侧，或者把床围起来，以免宝宝掉床。

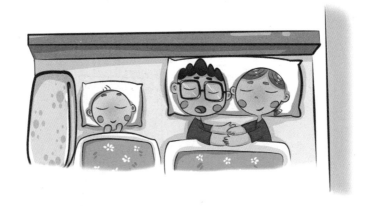

等到 1 岁左右，宝宝长大了，力气也大了，夜里睡觉也不老实了。经常早上一觉醒来，宝宝的被子都不知道蹬到哪里去了。这个阶段，建议爸爸妈妈给宝宝准备一个厚薄合适的纯棉睡袋，不管宝宝怎么蹬也冻不着。

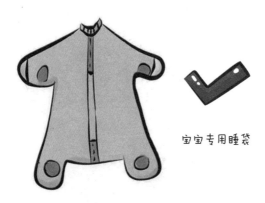

宝宝专用睡袋

而且这个时候啊，宝宝的小床也要挪一挪，让小床和大床之间的距离比原来远一点。这个时候宝宝夜间也不需要吃奶了，只要爸爸妈妈能照看到就行。这样做是为将来的分房睡做个铺垫。

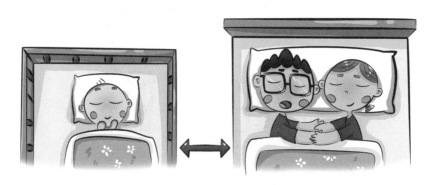

比婴儿阶段远一点

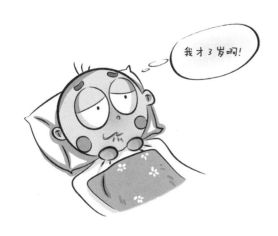

我才3岁啊！

　　宝宝2~3岁的时候，可以尝试一下，看看能不能让宝宝到自己的房间去睡。如果分房成功那是最好，如果不行也没关系，这个时期以尝试为主，别强求，毕竟人家还是一个宝宝嘛！

等到宝宝上幼儿园了，就要逐步引导和鼓励宝宝去自己的房间睡了。如果之前有小南说的那些铺垫，宝宝的分房计划就更容易实现一些。如果宝宝一直都是睡在爸爸妈妈大床上的，想赶出去就有些困难了。

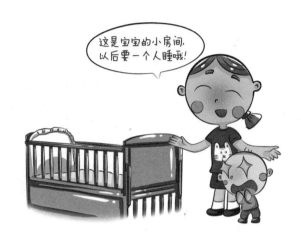

这是宝宝的小房间，以后要一个人睡哦！

关于0~3岁宝宝到底该怎么睡，差不多都在这里啦，不知道爸爸妈妈们明白了吗？

宝宝睡觉时发出的几个重要信号

有了娃之后，妈妈们觉得只有娃睡觉后的时间才是自己的。正如妈妈们所说："我们熬的不是夜，是自由。"话说回来，既然都熬夜了，妈妈们玩手机的时候，也时不时关注一下宝宝吧，别觉得他睡着了就可以安心了。为啥？有时候，睡觉时间也是状况频发的危险时段，特别是发现宝宝有下面这几种情况时，一定要引起重视。

这是每年冬天小南都要拿出来说的话题，临床上也经常遇到这种情况。发生捂热综合征的原因只有一个，就是给宝宝穿盖太多啦！当宝宝被包裹在太厚的被子和衣物中，又无力挣脱时，就容易出现缺氧、高热、大汗、脱水、昏迷，甚至呼吸、循环衰竭，若抢救不及时很容易死亡。1岁以内的宝宝，特别是新生儿，若穿盖太多，容易出现这种情况。

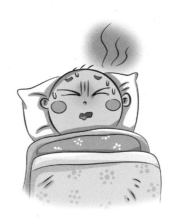

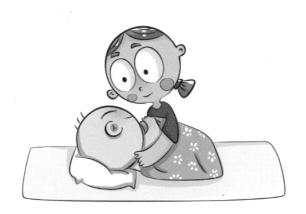

"若要小儿安，三分饥与寒"，一定不要给宝宝穿盖太多。宝宝睡着一段时间后，妈妈可以去摸摸宝宝的脖子后面，温热就是刚好。冬天家里有暖气的，爸爸妈妈要测一下室内温度，如果温度比夏天还高，再盖上冬天的大厚被是不是就不合适了。

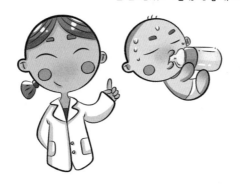

宝宝吃奶、睡觉时容易出汗

当然了，小宝宝代谢旺盛，刚入睡的一两个小时内出汗多是正常的，爸爸妈妈也别看见宝宝出汗就紧张哈，这往往是生理性出汗，过一会儿就会缓解的。

☀ 打呼噜

什么？宝宝也会打呼噜？会啊。爸爸妈妈觉得不可思议，这么小的宝宝居然也打呼噜，是睡得太香了吗？想什么呢！如果宝宝睡觉时打呼噜而且用嘴巴呼吸，很有可能是腺样体肥大。

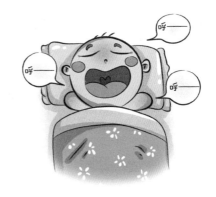

呼——
呼——
呼——

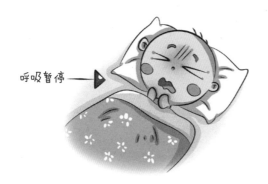

呼吸暂停 ▲

如果是腺样体肥大，打呼噜、睡不安稳还算轻的，严重的话还会出现呼吸暂停、听力减退、耳鸣、注意力不集中、牙列不齐、内分泌紊乱等，直接影响宝宝的生长发育。

腺样体也叫咽扁桃体，和腭扁桃体一样都是淋巴器官，正常情况下 10 岁以后就会退化。2~5 岁是腺样体的增殖旺盛期，如果这个时期腺样体受到炎症的反复刺激而出现病理性增生，就会堵塞后鼻孔和咽鼓管咽口，引起耳、鼻、咽喉等的相应症状。所以，2~5 岁的宝宝容易出现腺样体肥大，爸爸妈妈要注意。

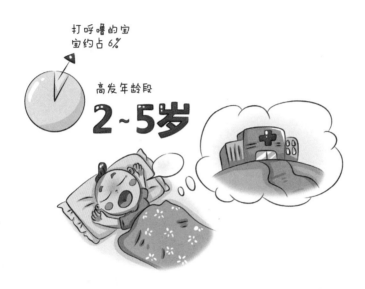

打呼噜的宝宝约占 6%

高发年龄段

2~5岁

另外，如果宝宝比较胖，脂肪堆积也会引起气道狭窄，从而出现打呼噜的情况。嗯，如果是这种情况引起的打呼噜，那就让宝宝调整饮食、多运动吧，减肥计划越早开始越好哦！

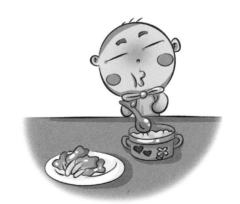

宝宝磨牙也挺常见的，可能有时候爸爸妈妈没有注意到。引起宝宝磨牙的原因有很多，比如宝宝消化不良或得了中耳炎、牙周炎、蛔虫病等，这些情况需要去医院检查一下，对症治疗。还有一些精神方面的原因，比如宝宝白天玩得太兴奋了或者比较焦虑，也会引起宝宝磨牙。

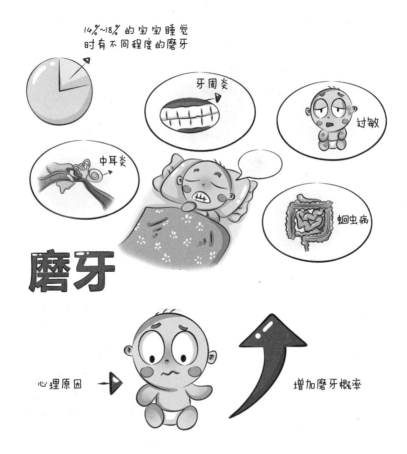

14%~18% 的宝宝睡觉时有不同程度的磨牙

牙周炎

过敏

中耳炎

蛔虫病

磨牙

心理原因 ➤ 增加磨牙概率

偶尔一次磨牙倒没什么，长期磨牙的话会磨损牙齿、引起颞下颌关节紊乱，甚至影响宝宝容貌。所以，如果宝宝经常磨牙，还是早点去医院，让医生来干预吧。

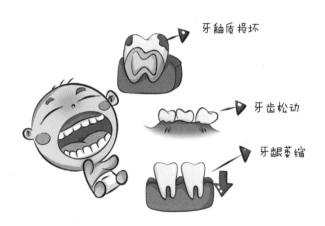

牙釉质损坏

牙齿松动

牙龈萎缩

☀ 身体抖动

小宝宝尤其是新生儿，在浅睡眠状态受到光线或声音的刺激，出现手脚、眼睑等处的抖动，属于正常现象。因为这个时候宝宝的神经系统还没有发育完善，中枢神经系统比较容易兴奋。这种抖动一般持续时间很短，爸爸妈妈不必担心。

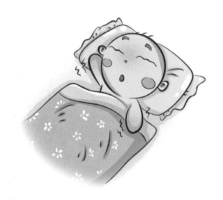

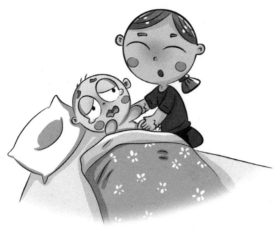

如果宝宝睡觉时除了抖动，还有夜惊、盗汗等症状，就要去检查一下，看看宝宝是否存在缺钙的情况。

抓抓挠挠

如果宝宝睡觉时抓耳挠腮的，还哭闹，爸爸妈妈要警惕宝宝是不是得了中耳炎。如果宝宝还有外耳道流脓、流鼻涕等症状，就得赶紧去医院看一看。大宝宝可能会说自己耳朵痛，但小宝宝不会说，就只能揪耳朵了。

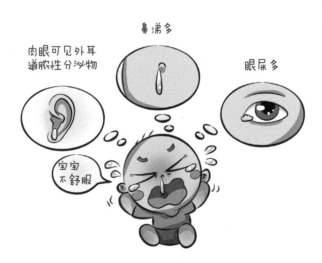

如果宝宝睡觉时挠屁股呢？如果宝宝睡着后频频挠屁股，甚至把肛周皮肤都挠破了，那就不是调皮捣蛋了，很有可能是蛲虫病。爸爸妈妈如果在宝宝肛门周围看到白色线头样小虫，那基本就是蛲虫病了，赶紧去医院吧。

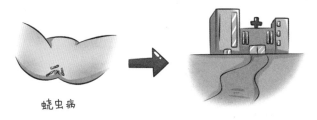

蛲虫病

🐛 如何戒掉"奶睡""抱睡"？

爸爸妈妈们都是怎么哄睡宝宝的呀？小南可是听说了，你们中间"奶睡"的概率很高哦！小南也是过来人，深知妈妈们在宝宝出生后的第一年有多辛苦，喂奶能把宝宝快速哄睡，这对疲惫的妈妈来说，真的毫无抵抗力。但是，"奶睡"真的不是长久之计哈！

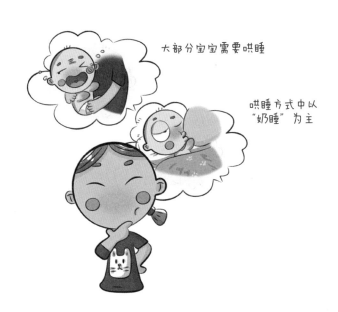

大部分宝宝需要哄睡

哄睡方式中以"奶睡"为主

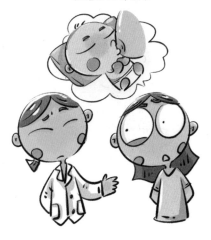

夜醒原因有很多

爸爸妈妈要知道的是，宝宝并不是每次醒来都需要吃奶。小南之前说过，宝宝夜里醒来的原因有很多，饿了、尿了、冷了、热了、生病不舒服了，都有可能，饿了只是其中一个原因。若是宝宝每次醒来都喂奶，宝宝是不是吃多了？

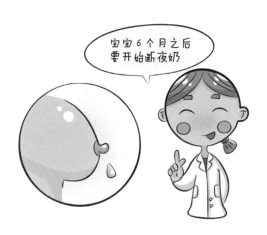

宝宝6个月之后要开始断夜奶

而且宝宝6个月之后，已经不需要夜间补充能量，睡前让宝宝吃饱，晚上醒来也不该再喂奶了。如果给宝宝养成了"醒来就吃奶"的习惯，反而会造成宝宝夜间频繁醒来，吃吃睡睡、睡睡吃吃，妈妈和宝宝都休息不好。

已经养成了"奶睡"的习惯，如何
戒掉呢？爸爸妈妈可以用别的安抚方式
来代替奶，最实用的就是建立固定的睡
前仪式。而且这个仪式要在宝宝有犯困
迹象时就开始，比如小家伙玩着玩着动
作慢了、安静了、眼神也呆滞了，还开
始打呵欠，闹着要找妈妈等，这些都表
明宝宝困了。

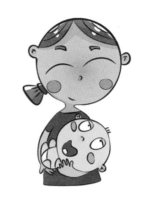

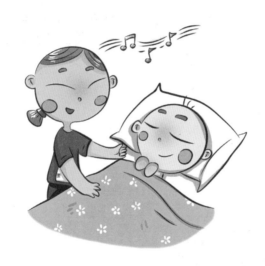

爸爸妈妈一定要把握住这个时机，及时开启适合自家宝宝的一整
套睡前仪式，比如按摩啊、讲故事啊、唱催眠曲啊等。不要等到宝宝
困得不行了才开始，那个时候宝宝会很烦躁，反而很难哄睡。当睡前
仪式被宝宝熟悉且接受后，宝宝就会形成条件反射，这个仪式一开始，
宝宝就知道"我要准备睡觉去了"。

当然，刚开始戒"奶睡"时，宝宝肯定会哭闹。这时候妈妈不能心软，也不能硬着心肠任由他哭，不然宝宝会没有安全感，觉得妈妈不爱他了。妈妈可以用别的安抚手段让宝宝平静下来，让宝宝知道不饿的时候不需要吃奶，妈妈可以用别的方式陪伴他。

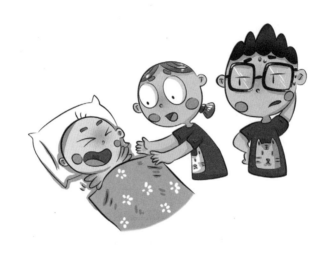

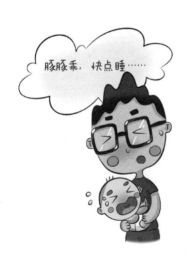

豚豚乖，快点睡……

改变哄睡方式的这个阶段多让爸爸带娃也是个好办法，毕竟爸爸的陪伴也能给宝宝安全感，而且宝宝跟爸爸在一起还不容易想起吃奶的事。妈妈们正好借这个机会好好休息一下，休息好了心情就好，就能以更好的状态去面对宝宝。

"奶睡"不好知道了，那为什么"抱睡"也不好？前面小南说过，宝宝脊柱的三个生理弯曲到 1 岁左右才成形，6~7 岁才被韧带固定。爸爸妈妈长时间抱着宝宝，会影响宝宝的脊柱发育。而且一直抱着宝宝，你的胳膊不会酸吗？

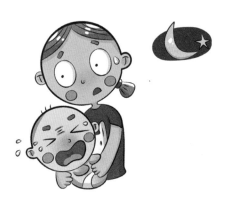

对小于 3 个月的宝宝来说，抱睡能让他们更有安全感，也更容易使他们从浅睡眠状态进入深睡眠状态，但 3 个月后最好戒掉这个习惯。不然，以后要想给宝宝养成良好的睡眠习惯就难了。再说了，宝宝越长越重，这样抱下去，爸爸妈妈的胳膊也受不了。

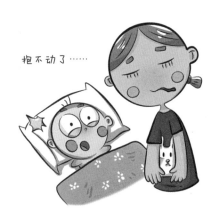

抱不动了……

上面讲的建立固定睡前仪式那一招也适用于戒掉"抱睡"。除了那一招，妈妈也可以用陪宝宝一起躺床上入睡来代替抱睡，同样能给宝宝足够的安全感。等宝宝睡着了，妈妈可以在宝宝旁边放一件自己常穿的衣服，让宝宝感受到妈妈的气息，这样宝宝能睡得安稳些。

　　不管怎么说，坏习惯一旦养成是不容易改的，爸爸妈妈要多一点耐心，慢慢来，中间有一些反复和退步也没关系，多花一些时间能改掉也比不改要好啊！

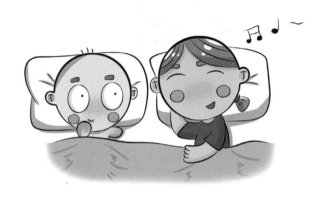

　　生娃之前谁能想到，宝宝睡个觉都能玩出这么多花样啊？所以，作为过来人，小南非常希望孕期的准妈妈准爸爸们能提前预习一下功课，少走弯路。如果你已经走了不少弯路，也希望你把这些经验教训传递给身边的朋友哦！

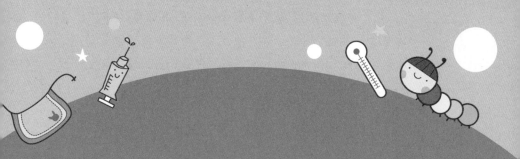

第 3 章

养成良好如厕习惯

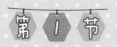

如何进行如厕训练？

3岁前的宝宝，爸爸妈妈要操心的就是"吃喝拉撒睡"这些事，讲完了"吃"和"睡"，小南就再说说宝宝上厕所的问题。多大开始如厕训练、怎么训练，都是有技巧的，做对了就能事半功倍。

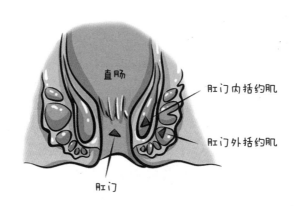

宝宝多大开始进行如厕训练好呢？回答这个问题前，咱们先了解一下宝宝独立上厕所的生理基础。宝宝要想独立完成上厕所这件事，首先宝宝要能分辨出想上厕所的感觉，其次宝宝要能把上厕所的指令付诸行动，再次宝宝要学会穿脱裤子，最后宝宝的尿道括约肌、肛门括约肌要能适时地收缩和舒张。

把这个事拆开来看，是不是还挺难的？宝宝 3 岁左右，与排便相关的神经中枢及尿道括约肌、肛门括约肌的功能才能发育完善。所以，过早开始如厕训练也只是在难为宝宝，要等宝宝具备了一定的基础条件再开始。当然，每个宝宝的发育情况不一样，女宝宝会发育早一些。小南建议，1.5~2 岁期间可以尝试一下，看看宝宝能不能控制排便，如果不行就再等等，2 岁之后再正式开始训练。

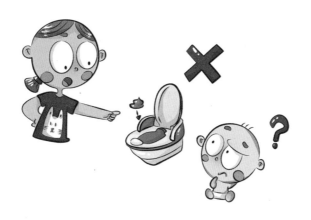

在开始如厕训练之前，爸爸妈妈要做很多准备。物质上的，嗯，得先给宝宝准备一个合适的儿童坐便器；心理上的，跟宝宝同一个性别的家长可以带宝宝观摩一下自己上厕所，让宝宝知道上厕所是怎么回事；身体上的，先教会宝宝怎么穿脱裤子，怎么表达自己想上厕所的意愿。

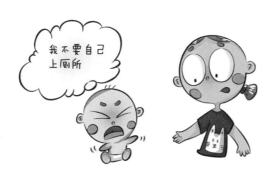

那爸爸妈妈怎么找到如厕训练开始的最佳时机呢？一岁半之后，注意观察宝宝，宝宝会给出以下几点提示：宝宝在大小便后能感觉到纸尿裤湿了，会通过语言或者动作表达不舒服的感觉；宝宝在大小便前能通过语言、动作或者其他方式表示他要大小便了；宝宝能在短时间内憋住大小便；宝宝能在白天短时间睡眠过程中保持不尿；宝宝对成人如厕感兴趣，喜欢模仿。当宝宝有以上一点或几点表现时，就可以抓住机会开始如厕训练啦！

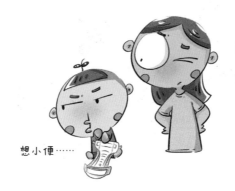

怎么自己把纸尿裤拿掉了？

想小便……

开始之前先准备一个儿童坐便器吧。给宝宝用儿童坐便器比在我们成人的马桶上加一个儿童坐垫要好，儿童坐便器更安全，而且宝宝坐在上面可以把脚稳稳地放地上，身体更放松。如果宝宝坐在成人的马桶上，双脚是悬空的，盆底肌肉比较紧张，不利于排便。

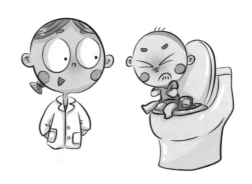

挑选儿童坐便器时最好带上宝宝，让宝宝坐上去试试舒不舒服、喜不喜欢，若宝宝因为不喜欢坐便器而拒绝训练，不就白买了吗？宝宝坐在上面乱动几下就容易翻倒或打滑的那种，果断放弃，安全第一。材质的话，最好选择安全无毒的塑料材质，清洗起来也方便。

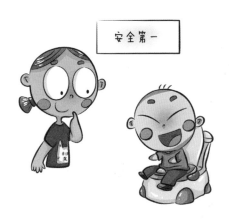

至于这个坐便器放在哪里，就要根据宝宝的实际情况和家里的布局来定了，不一定非放在卫生间里。但不管放在哪里，这个位置要固定，不要今天这里、明天那里。而且坐便器和坐便器周围都要保持清洁，宝宝对如厕的环境还是有要求的哦！

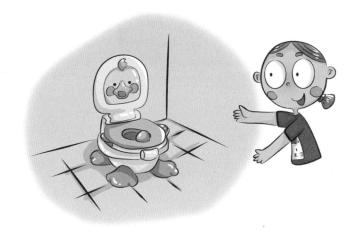

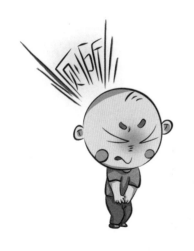

　　物质准备完成，下面就要教宝宝分辨上厕所的信号了。很多宝宝在尿尿之前会不自主地抖几下或者在大便前突然涨红了脸，这时爸爸妈妈要问宝宝："你是不是要小便或大便啊？"然后带宝宝来到坐便器前，脱下裤子坐在坐便器上，试试能不能尿出来或拉出来。若是如厕成功，要好好夸奖宝宝，不成功也没关系，多试几次宝宝就知道是怎么回事了。

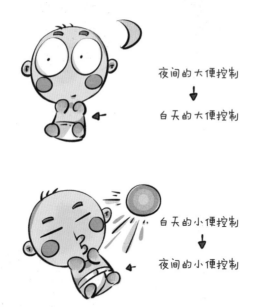

夜间的大便控制
↓
白天的大便控制

白天的小便控制
↓
夜间的小便控制

　　先训练小便还是大便啊？大便。为啥？因为肛门周围的肌肉要比尿道周围的有耐力一些，也就是当便意来临时，宝宝还会有一些反应时间，而当强烈尿意来临时，膀胱直接开闸泄洪，宝宝根本控制不住。所以，先易后难呗！

大便的训练还是比较容易的，毕竟宝宝一般一天也就大便一次。训练小便的话，先从白天开始，晚上还是要给宝宝穿纸尿裤的。宝宝一旦发出要小便的信号，就赶紧带宝宝坐到坐便器上。等宝宝已经完全掌握了如厕技能，白天自己如厕很熟练了再开始夜间的训练。睡前尽量让宝宝少喝水，上床睡觉前去一次厕所，把坐便器放在床边，随时准备给宝宝用。基本上 3 岁左右，宝宝就可以整夜都不尿了。

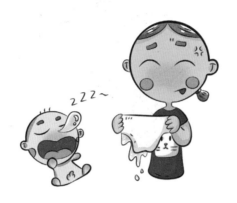

训练的时候，宝宝难免会问到一些生殖器官相关的问题，爸爸妈妈一定要大大方方的，如实科普就行了，别扭扭捏捏的。也少说"脏""臭"这些词，别让小家伙在如厕这件事上产生羞耻感。

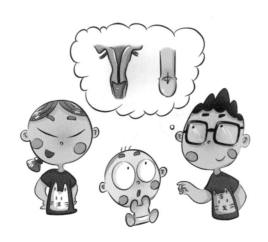

爸爸妈妈要有心理准备，刚开始训练的时候肯定不会那么顺利，比如裤子还没脱好宝宝就尿了。即使成功了一次，后面也会失败很多次。所以，这个训练安排在夏季比较合适，宝宝穿得少就脱得快，即使尿湿了裤子也没那么难受，爸爸妈妈的工作量也小一些。

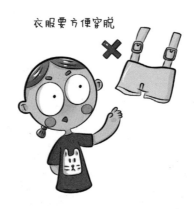

衣服要方便穿脱

爸爸妈妈的态度很重要，一定不要着急，循序渐进，慢慢来。千万别拿这个跟别人家孩子比，独立如厕的早晚跟聪明不聪明没关系。小南见过很多焦虑的妈妈，在宝宝玩的时候不停地问宝宝有没有尿，更有甚者不断强迫宝宝坐到马桶上去大小便，弄得大人孩子都很痛苦。这样做不仅让宝宝分不清到底该什么时候去上厕所，还让宝宝跟着焦虑，对上厕所这个事产生抗拒，最终导致宝宝四五岁了还不能很好地控制大小便。所以，爸爸妈妈一定要保持良好的心态，多表扬、不批评，帮宝宝顺利度过训练期。

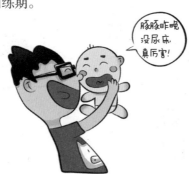

豚豚昨晚没尿床真厉害！

另外，记得告诉宝宝"便后要洗手"哦！从一开始就养成好习惯，后面就不用盯着宝宝去洗手啦！还有，最好是妈妈训练女宝宝、爸爸训练男宝宝，这样更有助于宝宝模仿。

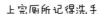

上完厕所记得洗手

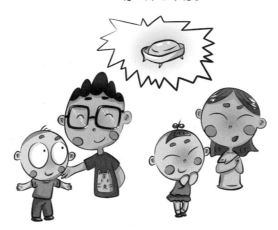

怎么说呢，"有人的地方就有江湖"，不拿自家宝宝跟别人家的宝宝比，爸爸妈妈们很难控制住自己吧？说真的，每一个宝宝都是独一无二的，都有自己的优势和不足。对于 3 岁前的宝宝，真的不要强求，各方面发育正常就好。

第 2 节

如厕训练不成功怎么办？

有妈妈说："训练过了，还是尿裤子、尿床怎么办呢？"别急别急，这如厕训练要是这么容易成功，小南也不用写这么多了不是？爸爸妈妈要坚信，虽然训练过程是曲折漫长的，但如厕训练一定会成功。这一节小南再给爸爸妈妈捋一遍，看看是哪个环节出了问题哈。

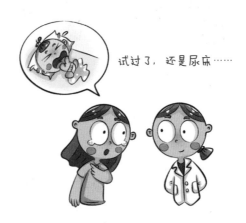

试过了，还是尿床……

时机有没有选对？

小南是说了，1岁半之后就可以试一下，但每个宝宝发育情况不一样。如果你家宝宝属于各方面发育较晚的，试了一段时间后，感觉宝宝还是没明白上厕所是怎么回事，没法配合如厕训练，那就先暂停。等宝宝再大一点，有小南前面说的那些可以开始的表现了再重新试一下。

如果宝宝 1.5~2 岁的这个阶段正好在冬天，小南还是建议先缓缓，拖到夏天再开始比较好。冬天开始训练的话，一天尿湿好几条裤子，宝宝感觉不舒服，妈妈的工作量也很大，大人孩子都容易崩溃，无形中给如厕训练增加了难度。

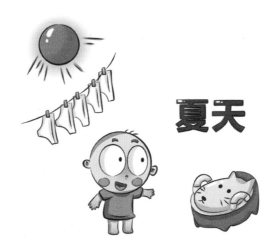

准备工作有没有做好？

小马桶肯定是准备了，宝宝的心理建设有没有做好呢？有没有让宝宝观察观察大人是怎么上厕所的呢？有没有利用有趣的绘本给宝宝讲讲大小便相关的常识呢？有没有让宝宝搞清楚什么样的感觉是想上小便或大便呢？

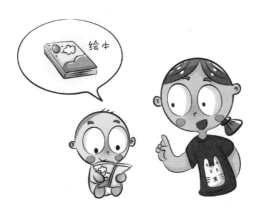

有的妈妈老是怕宝宝尿湿裤子或弄脏地板，一直给宝宝穿着纸尿裤，等宝宝开始尿了才带宝宝去小马桶旁脱掉纸尿裤。这样是不用洗裤子了，但会让宝宝依赖纸尿裤，反正不去马桶上尿也尿不湿，还有什么如厕的积极性呢？所以，开始如厕训练之后，白天是要给宝宝脱掉纸尿裤的哈，宝宝必须要感受到尿湿裤子的后果，才知道要去坐马桶的。

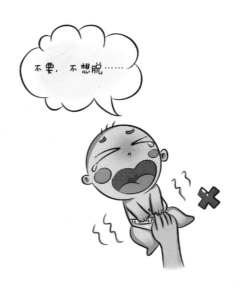

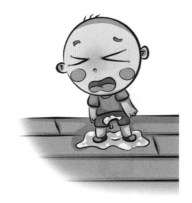

如果宝宝总是玩起来就忘了小便，每次小便的时候都来不及去小马桶那里。妈妈可以观察一下宝宝的小便规律，看看宝宝大约多久需要小便一次，时间差不多的时候就提醒一下宝宝，让他意识到这个问题，提前去小便。

🐾 宝宝只愿意在家里上厕所怎么办？

宝宝在家里训练得挺好，但是一出门就不行了，宁肯尿裤子也不去公共厕所。这种情况也挺常见的，宝宝对外面的如厕环境不熟悉，也没有自己的小马桶，就拒绝上厕所，可以理解。爸爸妈妈给宝宝点时间，耐心引导，很快会好的，毕竟宝宝已经能在家自己大小便，是个很大的进步了。

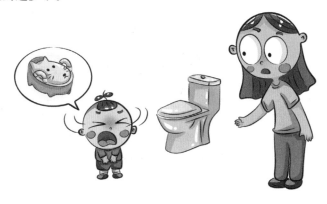

如果爸爸妈妈带宝宝出门时，是跟其他小朋友一起出去的，不妨让宝宝看看其他同性别的小朋友上厕所，利用宝宝的好奇心，说不定就成功了。

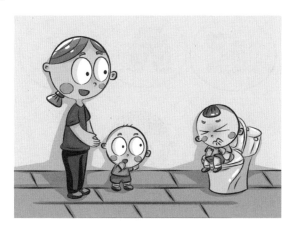

有的宝宝不愿意在外面上厕所，是因为在面对大人的马桶或蹲坑时会害怕，怕掌握不了平衡会摔倒。妈妈除了鼓励宝宝，还可以先试着扶着宝宝，让宝宝知道如何掌握平衡并感到安全，逐渐适应在外面如厕。

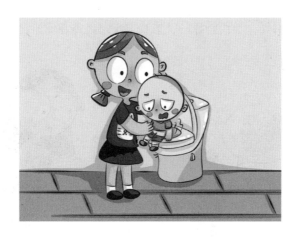

　　当然了，如果宝宝实在不愿意在外面上厕所，爸爸妈妈也别强求。离家近的话可以回家解决，离家远的话暂时用一下纸尿裤，出门多带条裤子，等宝宝大一些了自然会好的。

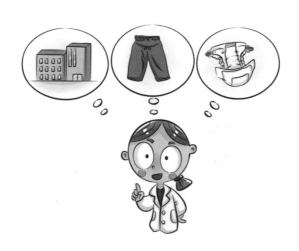

🌙 宝宝夜间尿床怎么解决？

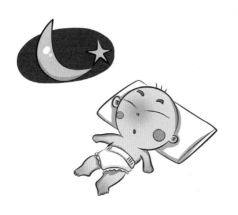

白天不要玩太累，睡前少喝水

宝宝白天自己上厕所已经很熟练了，但是晚上还是频繁尿床怎么办呢？这个问题一是要分析宝宝夜间尿床的原因，二是要看宝宝的年龄。有的宝宝睡着之后会睡得比较沉，即使有尿也醒不了，就直接尿床上了。还有的宝宝喝水太多，尤其是有睡前喝奶习惯的，睡前咕咚咕咚喝一大杯奶下去，晚上很容易有尿啊！

如果宝宝不到3岁，神经系统发育还不够完善，晚上尿床也属正常。让宝宝睡前两个小时尽量少喝水、不喝奶，睡前上一次厕所，穿上纸尿裤。观察一段时间，若发现连续多日宝宝早上起床时纸尿裤是干的，再给宝宝完全停用纸尿裤。

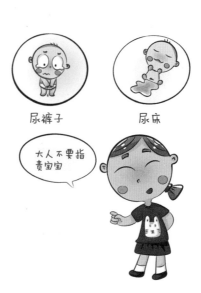

尿裤子

尿床

大人不要指责宝宝

如果如厕训练开始一年后，宝宝还是频繁尿床，就应该去医院咨询一下医生了。如果宝宝 5 岁之后仍然频繁尿床就可能是小儿遗尿症了，需要进行专业的治疗。大多数宝宝都能在两岁半左右完成如厕训练，稍晚一点的也最好在宝宝上幼儿园之前完成，以免影响宝宝的社交活动。

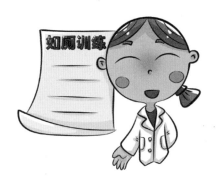

别觉得宝宝什么都不懂，其实他们对大人的反应很敏感。如果大人对宝宝如厕失败表现出生气或者失望，宝宝就有可能对如厕产生恐惧，越是害怕就越控制不好，就形成了恶性循环。所以，记得多多鼓励宝宝哦！

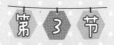

对"把屎把尿"说不

> 提到如厕训练,"把屎把尿"是个绕不过去的问题,毕竟很多长辈还是对"把屎把尿"的传统深信不疑的,而且奶奶姥姥们又是很多家庭的带娃主力军。所以,这一节可以拿过去给奶奶姥姥们多念几遍哈!

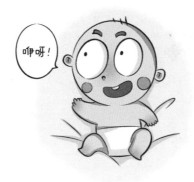

很多老人是对纸尿裤有意见的,一个是觉得纸尿裤不透气、捂屁股,另一个觉得纸尿裤太贵了。小南曾多次为纸尿裤"正名",质量合格的纸尿裤真的比尿布和"把屎把尿"对宝宝更有利,它唯一的缺点可能就是"贵"。但跟宝宝的健康相比,小南觉得还是值得的哈!

排尿这个事吧，是个复杂的生理过程，婴幼儿排尿主要是由脊髓控制的，膀胱充盈时会诱导逼尿肌收缩并引起尿道括约肌舒张，整个过程是不需要大脑参与的。但当神经系统发育完善后，排尿的控制指令则是由大脑皮层的相关中枢发出的。简单说吧，就是膀胱里尿满了自然会引起排尿，你老是把尿的话，膀胱充盈是个什么感觉，逼尿肌和尿道括约肌表示"不知道"啊！

有的家长在宝宝三四个月大时就开始把尿了，一天把好多次，甚至晚上都要把宝宝揪起来把几次。小南佩服您的毅力，但这其中的危害您知道不？

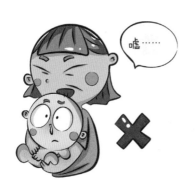

第一，这不利于宝宝的脊柱和髋关节发育。小南说过的，脊柱的生理弯曲在1岁左右才成形，6~7岁才被韧带固定，这么频繁把尿肯定要影响脊柱和髋关节发育的呀！

第二，影响宝宝自主排尿，容易导致宝宝尿频。前面讲过，宝宝的尿道括约肌要在3岁左右才能发育完善。长期频繁把尿，使宝宝根本不能靠膀胱充盈来引起排尿。因为缺乏膀胱充盈的经历，宝宝的尿道括约肌得不到锻炼，会导致膀胱容量小、憋不住尿，从而出现尿频。

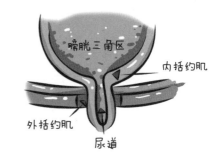

第三，过度"把屎把尿"容易引起脱肛、肛裂。"把屎把尿"的姿势就不是一个正常的排便姿势，髋关节受影响，会阴部也承受着很大压力。我国婴幼儿肛裂的发病率高，跟"把屎把尿"脱不了关系。

第四，影响宝宝的专注力。因为家长生怕宝宝尿裤子，看着时间，到点就抱起来"把屎把尿"，让宝宝没法集中精神做自己喜欢的事。尤其是晚上也揪起来"把屎把尿"的，不怕影响宝宝的睡眠吗？

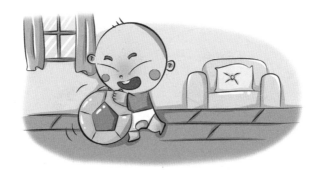

小南在医院里接诊的上了幼儿园还经常尿床、尿裤子的宝宝，大多有从小"把屎把尿"的经历，按照咱们前面说的原则进行如厕训练的，反而很少出现这种情况。所以，很多事情是急不得的，太急了会适得其反。

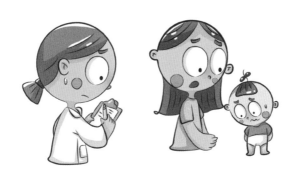

即使很多"把屎把尿"的宝宝没有出现问题，也不代表这就是正确的做法。很多长辈会拿之前"成功"的例子来说事，那不是真正的成功，只是没有造成严重后果而已！

育儿过程中，有很多方法是有争议的，最终还要爸爸妈妈来权衡利弊。但是"把屎把尿"这个问题，答案是很明确的，是经证实不利于宝宝的发育的，所以这种问题上，爸爸妈妈一定要坚持原则哈！

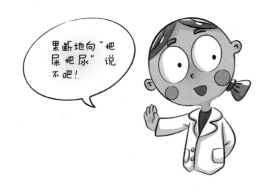

人们常常觉得，祖祖辈辈传下来的方法肯定是有道理的。其实呢，以前受限于科学水平和物质条件，很多事情是没有选择的。今天的我们有了更多选择，我们就要好好甄别，找到最科学、最适合宝宝的育儿方法。

第4章

养成良好卫生习惯

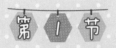

培养宝宝卫生好习惯

让宝宝学会讲卫生，是健康的需要，也是社交的需要，干干净净的宝宝肯定比邋遢的宝宝要受人欢迎啊！而且，若是不给宝宝养成好的卫生习惯，以后妈妈就很难从家务活中抽出身啦！

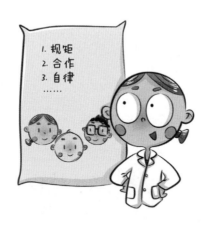

"病从口入"嘛，讲卫生能够减少细菌、病毒等病原体的入侵机会，让宝宝更健康。而且，宝宝养成卫生好习惯的过程，也是学习的过程，他们能慢慢知道什么是规矩、合作、自律等，为宝宝将来融入社会打下一个良好的基础。

要让宝宝从小养成的第一个卫生好习惯就是勤洗手，这是预防宝宝生病最重要也最简单的措施。有效的洗手能清除宝宝手上90%以上的病原体，要知道，这些病原体若是留在宝宝手上，一不小心就会跑到宝宝的眼睛里、呼吸道里、消化道里，让宝宝生病。

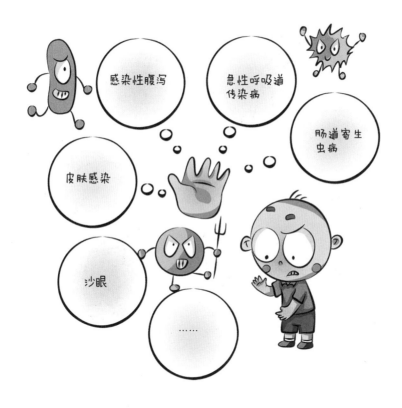

感染性腹泻

急性呼吸道传染病

肠道寄生虫病

皮肤感染

沙眼

……

　　毕竟，宝宝一天天长大，好奇心也越来越强，什么都想去摸一摸、尝一尝，刚洗干净的小手一会儿就又沾满各种病原体。若是不给宝宝养成勤洗手的习惯，爸爸妈妈光盯着宝宝洗手也要累坏了。

告诉宝宝，每次吃东西前、上厕所后、外出回家后一定要洗手。宝宝小的时候自己洗不干净，爸爸妈妈可以帮助宝宝洗，等宝宝两三岁之后，就可以自己洗了。洗手时不能敷衍，要打上肥皂或洗手液认认真真地洗。

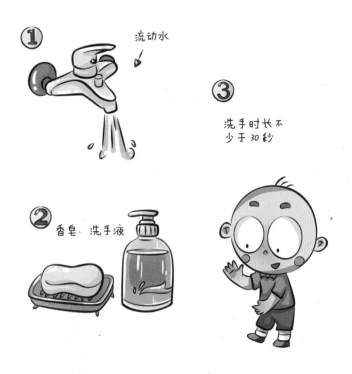

前面小南说"有效的洗手能清除宝宝手上 90% 以上的病原体"，随便洗洗可是达不到这个效果哒！为了宝宝们的健康，小南在这里把医务人员使用的"七步洗手法"教给大家，跟着下面的图片做就能有效洗手哦！

七步洗手法

掌心相对，手指
并拢相互揉搓

手心对手背沿
指缝相互揉搓，
双手交换进行

掌心相对，双手交
叉沿指缝相互揉搓

双手互握，相
互揉搓指背

一手握另一手大
拇指旋转揉搓，
双手交换进行

一手指尖合拢在另
一手掌心旋转揉
搓，双手交换进行

螺旋式揉搓
手腕，双手
交换进行

　　很多宝宝一开始肯定会排斥洗手的，这就需要爸爸妈妈根据自己宝宝的情况自由发挥啦，不管是通过玩游戏的方法还是唱洗手歌，只要能引导宝宝配合洗手就行了。关键是要坚持，所谓"习惯"都是长期养成的，千万别"三天打鱼，两天晒网"，今天宝宝不舒服就不洗了，明天宝宝累了也不洗了，那养成好习惯就遥遥无期了。

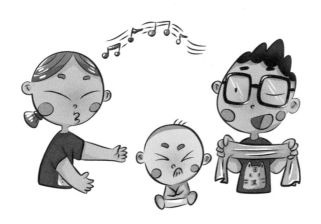

刷牙的习惯也要从小培养，正确刷牙可以有效预防龋齿。以前的书里小南提过，宝宝刚开始出牙的时候就要给宝宝刷牙，每个阶段用的牙刷不一样，要根据宝宝的年龄给他选择合适的牙刷。一岁半左右，可以开始让宝宝自己学着刷牙，但肯定是刷不干净的，爸爸妈妈还是要帮他再刷一遍。实际上，大部分6岁以下的宝宝都需要爸爸妈妈的协助才能刷干净，宝宝刷完之后，你们一定要检查一下哈！

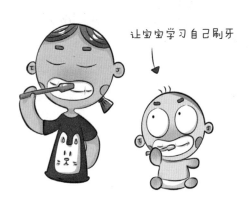

让宝宝学习自己刷牙

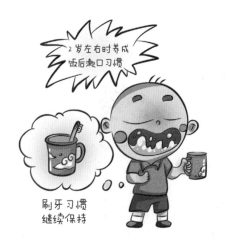

2岁左右时养成饭后漱口习惯

刷牙习惯继续保持

　　刷牙的目的是将口腔里残存的食物残渣、牙菌斑和软垢除去，每次吃完饭口腔里都是有食物残渣的，如果我们没法做到每餐后都刷牙，饭后漱口也是可以起到一定作用的。小宝宝还不会做漱口的动作，可以让他饭后喝几口温水。2岁左右，大部分宝宝都会漱口了，就要让宝宝养成饭后漱口的习惯，同时刷牙的习惯也要继续保持。

宝宝们对洗澡这个事的接受程度还挺高的，除了小时候留下不良洗澡体验的，大部分宝宝是喜欢洗澡的。夏天的话可以天天洗澡，其他季节就不要洗这么勤了。不洗澡的那几天，也要给宝宝洗屁屁、换内裤哦！

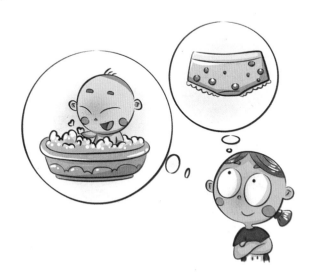

　　除了要搞好个人卫生，家里的卫生也很重要。家里灰尘太多，会增加宝宝患呼吸系统疾病的机会；而且家里总是乱糟糟的话，也会影响宝宝的好习惯培养。从小就要告诉宝宝"从哪里拿的东西要放回哪里去"，2岁左右就可以开始让宝宝学习整理自己的玩具。

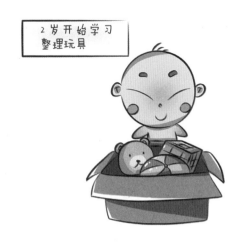

2岁开始学习整理玩具

小南说过，宝宝们的模仿能力很强，爸爸妈妈要做好榜样。所以，你想要宝宝怎么样，你就要先做到，爸爸妈妈要以身作则。试想，一个邋里邋遢、从不收拾的妈妈加一个下班后就躺在沙发上的爸爸，能让宝宝养成卫生好习惯吗？

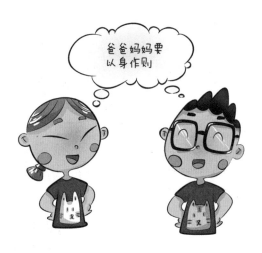

还有啊，爸爸妈妈在跟宝宝强调这些规矩时，一定要让他们知道为什么要这么做。而且在宝宝洗手、刷牙等时，爸爸妈妈要"监督"，不能提完要求就去忙自己的了，还要看看宝宝有没有做到位、是不是在敷衍，直到宝宝可以很熟练、很自觉地按照要求完成洗手、刷牙、漱口等活动时才可以完全放手。

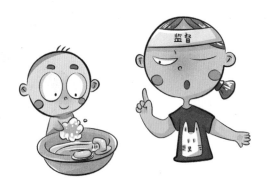

当宝宝很自觉地去洗手、漱口、整理玩具等时，一定要好好地表扬宝宝哦！当宝宝体会到完成一件事之后的成就感，就会更加积极地去做事。尤其是1岁之后，能自己做的事情越来越多，宝宝就会感觉到自己的力量，会特别想要独立完成一些事。爸爸妈妈要抓住这个机会放手让宝宝去做，即使宝宝自己做不好，也要给他尝试的机会。

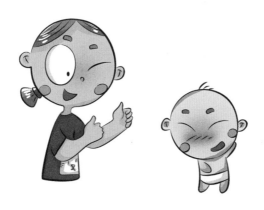

鱼小鱼
特别提示

有了孩子之后，爸爸妈妈会发现生活中突然多了一面镜子，从孩子身上可以发现自己的很多问题。但爸爸妈妈也别自怨自艾，人无完人嘛，正好借着给宝宝养成好习惯的机会，"改造"一下自己呗！

如何正确对待宝宝吃手？

不知道爸爸妈妈发现没，有些事情还真是"同一个世界同一个宝宝"，比如吃手这件事，几乎每个宝宝都爱。那宝宝吃手到底好不好呢？爸爸妈妈需不需要干预呢？啥时候应该干预呢？这一节小南就说说吃手这个事，让爸爸妈妈了解一下宝宝的这个爱好。

口欲期

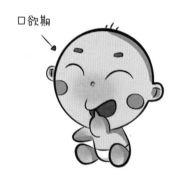

为什么在这里讲吃手呢？不是讲卫生好习惯吗？因为吃手本身就是个不讲卫生的事啊，若是没好好洗手就吃手的话，病原体全吃到肚子里去了。那宝宝们为什么这么爱吃手呢？从心理学上讲，宝宝们出生后的第一年是口欲期，嘴巴就是宝宝们的工具，除了吃手，他们还喜欢各种咬咬、啃啃。

一般来说，6个月前的小宝宝，吃手大多是为了满足吸吮的需求。尤其是宝宝饿的时候，在没有吃到奶之前，最容易拿手指来满足自己，吃手会很频繁。配方奶喂养的宝宝会比吃母乳的宝宝更喜欢吃手。

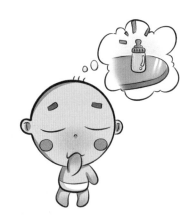

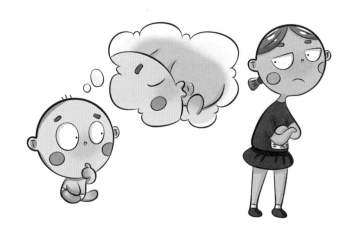

母乳喂养的宝宝，每次吃奶的时间比较长，吸吮得相对比较尽兴，对吃手的需求就没有那么大。吃配方奶的宝宝呢，奶嘴的孔比较大，吃起来比较容易，吸吮的时间短，所以吃手更频繁。

6个月以后的宝宝吃手呢，就不是吸吮的需要了，更多的是情感需求。这个阶段宝宝的吸吮反射消失了，又到了出现分离焦虑的时候，当宝宝出现紧张、焦虑、害怕等情绪，尤其是妈妈又不在身边时，就会通过吃手来安慰自己。

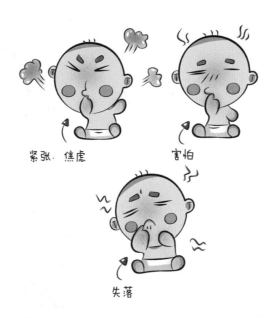

紧张、焦虑　　　害怕

失落

如果这个时候，身边的大人能够及时地回应宝宝，关爱和安慰宝宝，就能让宝宝减少吃手的次数。

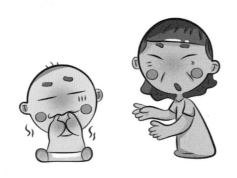

有的宝宝会在出牙期频繁吃手，想用吃手的方式来缓解出牙引起的不适感。这就需要爸爸妈妈仔细观察，如果宝宝是这种情况，就给宝宝准备一些磨牙饼干或者牙胶玩具来替代。

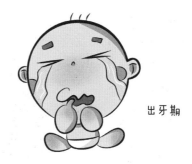

出牙期

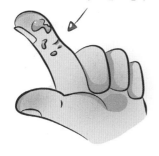

手指脱皮·肿胀甚至感染

妈妈们不想让宝宝吃手，主要是基于下面这几个坏处。一是，宝宝的手指长期浸泡在口水里，容易出现脱皮、肿胀和变形。若是不小心弄破了皮，还有感染的风险。

二是，宝宝长期频繁吃手还会影响宝宝的牙齿发育。长期频繁吃手不仅会导致牙齿排列不整齐、咬合错位，甚至影响宝宝的脸形。咬合错位还会影响宝宝的发音，进而影响宝宝的语言发育与社交活动。

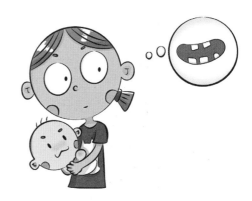

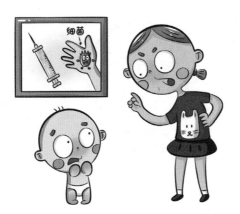

三是，"我们主要觉得不卫生……"对，宝宝的小手东摸西摸的，谁知道摸了多少脏东西，直接塞到嘴巴里吃的话，什么细菌、病毒、寄生虫啊，就都吃到肚子里去了。

小南说了这么多吃手的坏处，并不是让爸爸妈妈看到宝宝吃手就阻止，宝宝吃手也有它的合理性，具体还要看宝宝吃手的年龄和原因。所以，吃手这个事，需要爸爸妈妈正确对待。

成长过程中的必经阶段

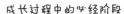
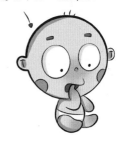

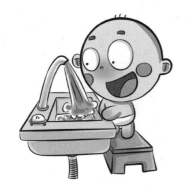

1岁以下的宝宝还在口欲期，吃手是他们生理和心理的需求，这时候爸爸妈妈别强行阻止，就帮忙做好清洁工作，经常给宝宝洗洗手，让他可以吃到干净的小手。如果宝宝吃手时还流口水，记得及时擦干，免得长湿疹。

过了口欲期，宝宝还是爱吃手的话，爸爸妈妈就要干涉了，但不要粗暴干涉，这样只会让宝宝更紧张、更焦虑，还会产生逆反心理。最好是用转移注意力这一招，多陪宝宝玩一玩，给宝宝安全感，宝宝慢慢就会忘记吃手这件事。

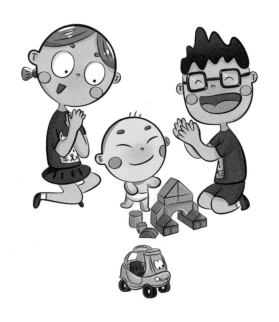

　　如果宝宝3岁多了还吃手，那得果断纠正了。这时候就不是卫生不卫生的事了，吃手这么长时间真的要影响牙齿和脸形了。爸爸妈妈要好好找找原因，多陪伴宝宝，帮助宝宝尽快解决吃手问题。

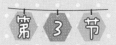

怎样给宝宝洗澡？

洗澡本身是个好事，定期给宝宝洗澡是个卫生好习惯，但前提是爸爸妈妈要掌握给宝宝洗澡的正确方法，别让宝宝受伤害。这一节小南就说说给宝宝洗澡的事。

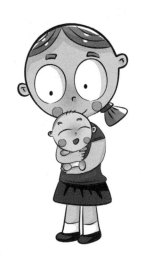

　　洗澡是有很多好处的，最直接的就是让宝宝变干净了，给宝宝清爽、舒适的感觉。再一个，洗澡也是很好的亲子互动形式，能够增进亲子关系，爸爸妈妈若是能利用好每天的洗澡时间，可以让宝宝更有安全感。

还有啊，哪个宝宝不爱玩水呀，让宝宝在澡盆里尽情地扑腾几下，有利于宝宝的大运动发育哦！而且，洗澡还是给宝宝检查身体的好时机，身上有点什么异常一目了然，有什么问题也能早发现、早治疗。

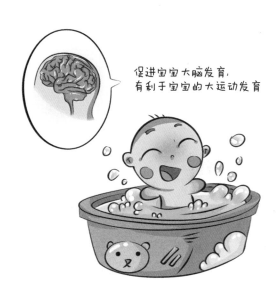

促进宝宝大脑发育，有利于宝宝的大运动发育

但是呢，又到了话锋一转的时间了，谁让小南是儿科医生呢？若是爸爸妈妈洗澡时大意了，也容易伤害到宝宝，小南可是见过不少洗澡时被烫伤的宝宝。给宝宝洗澡前，一定要做好准备工作。

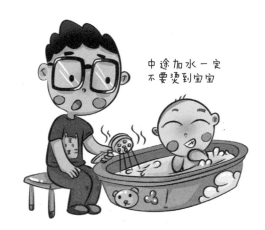

中途加水一定不要烫到宝宝

在给宝宝脱衣服之前，一定要先准备好洗澡水。如果家里没有水温计，爸爸妈妈可以用手背来试一下水温，有水温计或水温测试卡的话就更方便了。建议给宝宝洗澡时水温保持在 37℃~40℃，室温保持在 26℃~28℃。室温、水温都调节好了，再把宝宝抱进浴室。

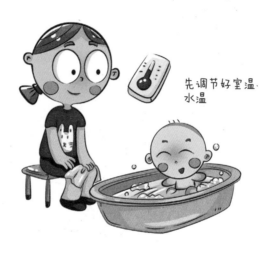

先调节好室温、
水温

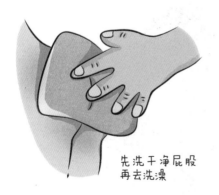

先洗干净屁股
再去洗澡

若是洗澡之前宝宝刚刚大便完，爸爸妈妈可要先给宝宝单独洗完屁股再放进澡盆哈。有些爸爸妈妈觉得，反正要洗澡就放一起洗呗！你可别偷懒，这小脏屁股往洗澡盆里一放，好不容易调好的洗澡水就被污染了，还怎么让宝宝舒舒服服洗澡啊？

给宝宝洗澡要选择好时机，宝宝太饿或者太饱时都不宜洗澡。小南就见过这种情况，宝宝刚刚吃完奶，爸爸妈妈就火急火燎地把宝宝抱去洗澡了，结果没一会儿宝宝就吐了一澡盆，还哭得撕心裂肺。这可给宝宝留下了很不愉快的洗澡印象，以后洗澡都不怎么配合了。

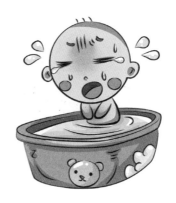

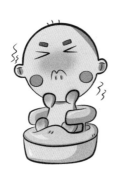

生病时先不洗澡

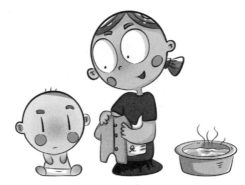

轻轻擦干净后换件衣服

如果宝宝生病了，尤其是有腹泻、呕吐症状时，暂时就先别给宝宝洗澡了。这时候宝宝需要好好休息，折腾他去洗澡只会带给宝宝不好的感受。即使宝宝把衣服吐脏了，也不用非得洗澡，端盆水给宝宝擦干净，再给宝宝换件衣服就行。等宝宝病情好转了，再去给宝宝好好洗洗吧。

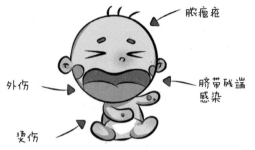

脓疱疮

外伤

脐带残端感染

烫伤

另外，如果宝宝皮肤有破损或者有脓疱疮、脐带残端感染等情况时，也先别急着洗澡，免得加重症状。

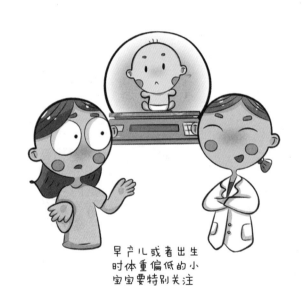

早产儿或者出生时体重偏低的小宝宝要特别关注

早产儿或者出生时体重不到2.5千克的小宝宝，发育不够成熟，体温调节能力会差一些，容易因为环境温度的变化而出现体温波动。要不要给这些宝宝洗澡需要慎重对待，最好咨询一下医生。

宝宝的皮肤非常嫩，给宝宝洗澡时一定要动作轻柔，不要伤到宝宝的皮肤。长指甲的妈妈最好提前修剪一下指甲，别把宝宝的皮肤划破了。也不要让宝宝在水里待太久，每次的洗澡时间最好控制在 10 分钟左右。

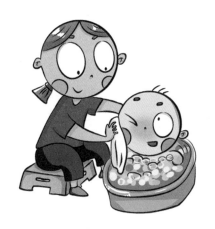

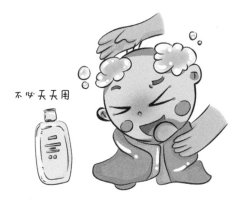

不必天天用

注意别让水流到宝宝眼睛、耳朵、鼻子、嘴巴里

夏天的话宝宝可以每天洗澡，但沐浴露、洗发水就不必天天用了。不然宝宝自身分泌的油脂洗掉了，等于少了保护层，皮肤反而容易干燥。用沐浴露的时候也别直接倒在宝宝身上，爸爸妈妈可以搓出泡沫来抹宝宝身上或者滴在洗澡水里。洗澡的时候，一定注意别让水流到宝宝眼睛、耳朵、鼻子、嘴巴里，不然洗澡过程就顺利不了啦！

特别要提醒的是，一定不能离开宝宝半步，不能离开宝宝一秒！所有的事故都是在没有预料的情况下发生的，爸爸妈妈觉得"就拿个东西，没事""就接个电话，没事"，但即使是少量的水，也会让独自在澡盆中的宝宝有溺水的危险。尤其是1岁以下的小宝宝，身体的控制能力差，更需要爸爸妈妈时刻在旁边协助。

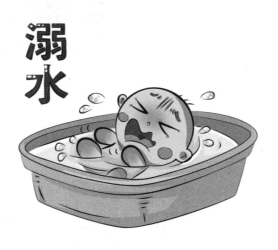

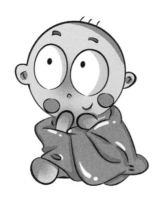

　　如果实在有事或者有紧急电话要接，家里又没其他人，也请花半分钟把宝宝从澡盆里捞出来裹到浴巾里。大不了再重新洗一次嘛，什么也比不上宝宝的安全重要。如果中途要加水，也一样要把小家伙捞上来。宝宝还在里头呢，就直接往里加热水了，很容易烫伤宝宝的。

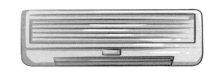

洗完澡啦，赶紧用干净的毛巾或浴巾把宝宝包裹起来轻轻吸干水分，再裹上一个小毯子转移到卧室里。如果卧室里开着窗或者开着空调，要在宝宝进屋之前先关了窗户或空调。

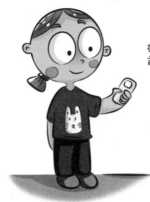

在宝宝进屋之前先关了空调

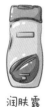

润肤露

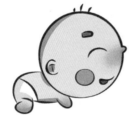

爬一爬，做做操

把宝宝放到床上，给宝宝涂上润肤露，之后就可以开始进行愉快的亲子互动啦！给宝宝按摩一下或者给宝宝活动一下四肢都会让宝宝很开心哒！

如果宝宝有"红屁股"的症状，可以给宝宝涂上护臀膏，晾一晾小屁股。让宝宝光着屁股玩一会儿再穿纸尿裤，有利于缓解症状。

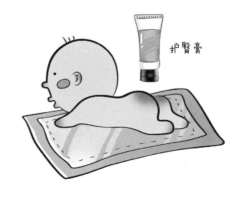

护臀膏

如果宝宝会走了，一定要及时把澡盆里的水倒了。免得一拖两拖忘记了，回头一会儿没盯着宝宝就有可能发生危险。万一宝宝没玩够水，看见盛满水的澡盆就悄悄去玩了，盛满水的澡盆加上没人看管的宝宝，想想就害怕。

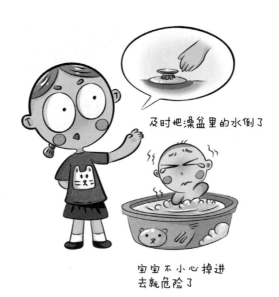

及时把澡盆里的水倒了

宝宝不小心掉进去就危险了

鱼小南
特别提示

宝宝们都喜欢玩水，玩水也有很多好处，但爸爸妈妈一定要记得，让宝宝独自玩水是有危险的。不管是在家里，还是在外面的水乐园，爸爸妈妈一定要时刻盯着宝宝，毕竟宝宝的安全是第一位的。

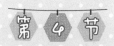

如何护理宝宝的牙齿？

口腔卫生习惯是宝宝卫生习惯中很重要的一项，而口腔卫生里最重要的工作就是刷牙喽！什么时候开始给宝宝刷牙呢？怎么刷？用什么刷？详细内容小南都给大家准备好了哈！

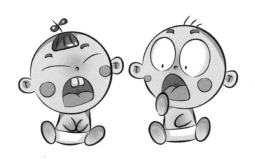

只要在1岁前出牙都算正常

大多数宝宝会在 7~8 个月开始出牙，早的 4 个月就开始了，晚的快到 1 岁才出牙。早点晚点没关系，只要 1 岁之前出牙都算正常，若是 1 岁了还没开始出牙，就叫出牙延迟，需要去医院找找原因了。

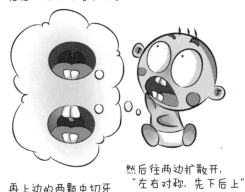

先是下边的两颗中切牙

然后往两边扩散开，
"左右对称，先下后上"

再上边的两颗中切牙

出牙的时候呢，一般是先下颌后上颌，从前向后按照顺序萌出。乳牙一共20颗，会在宝宝两岁半左右出齐。

除了乳牙，人类还有一副牙齿，就是恒牙。宝宝在6岁左右会萌出第一颗恒牙，之后乳牙逐个被同位的恒牙替换掉，到12岁左右萌出第二恒磨牙，这时部分宝宝的恒牙就出齐了。另外一部分宝宝呢，会在17~18岁或更晚一些萌出第三恒磨牙，也叫智齿。不长智齿的宝宝是28颗恒牙，有智齿的宝宝就是32颗恒牙。

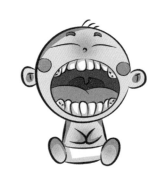

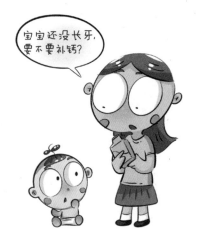

宝宝还没长牙，要不要补钙？

有的爸爸妈妈比较心急，一看到别人家宝宝长牙了就胡思乱想，觉得自己家宝宝肯定是缺钙了，也不去咨询医生就擅自给宝宝补钙，想以此"催生"牙齿。

宝宝的牙齿发育确实离不开充足的钙质，但出牙晚并不等于缺钙，而且一般情况下，宝宝只要奶量摄入充足，也在补充维生素D和晒太阳，不会轻易缺钙的。所以，缺不缺钙不是爸爸妈妈想当然，而是需要去医院检查一下，确诊缺钙后再遵医嘱补钙。

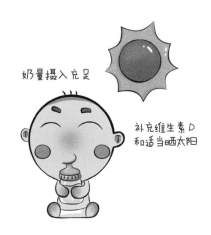

奶量摄入充足

补充维生素D
和适当晒太阳

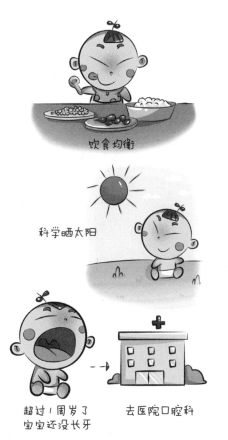

饮食均衡

科学晒太阳

超过1周岁了
宝宝还没长牙

去医院口腔科

如果宝宝出牙稍微晚一点，爸爸妈妈可以先检视一下宝宝的喂养情况。宝宝是否摄入了足够的母乳或配方奶，是否及时添加了辅食，是否按照由细到粗的原则及时为宝宝引入了固体食物。只要宝宝饮食均衡、辅食添加得当，补充了维生素D，也有合理晒太阳，那就不必担心，耐心等着，牙齿自然会冒出来。当然了，超过1周岁了宝宝还没长牙，还是要去医院口腔科看看。

"反正迟早要换牙的，乳牙好不好无所谓。"还别说，持这种观念的爸爸妈妈还不少。事实呢？新生儿期恒牙就开始骨化了，一直藏

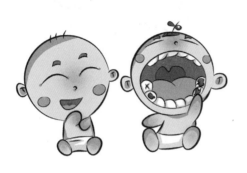

在乳牙下面悄悄发育呢！乳牙若是得了龋齿，坏到了牙根，肯定要影响恒牙发育的呀！若是正处于恒牙替换乳牙的阶段，乳牙坏了恒牙必然长不好。所以，乳牙出了问题，爸爸妈妈一定要重视，要及时带宝宝去就诊。

根据流行病学调查数据显示，目前我国儿童龋齿的患病率高达60%，也就是说，超过一半的宝宝有龋齿。这么高的患病率跟爸爸妈妈对乳牙的不重视肯定是脱不了关系的。

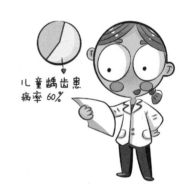

儿童龋齿患病率60%

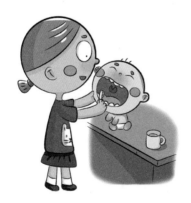

爸爸妈妈说："知道了，以后重视，要怎么重视啊？"当然是要好好清洁和保护宝宝的牙齿啊！宝宝出牙前，爸爸妈妈就可以用纱布给宝宝清洁一下口腔，顺道按摩一下牙龈；等宝宝出牙后，就可以用硅胶的指套牙刷给宝宝刷牙；等宝宝长出了乳磨牙，就可以用标准的儿童牙刷了。

教宝宝刷牙时，一定要告诉宝宝"每颗牙都要刷到"哦！顺着牙缝，上排牙齿从上到下，下排牙齿从下到上竖着刷，咬合面横着刷，牙缝及咬合面、唇侧面、舌侧面每个面都要刷到，每个面刷 15~20 次，这么一套操作下来怎么着也要 3 分钟哦！

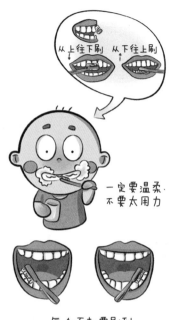

从上往下刷　从下往上刷

一定要温柔，不要太用力

每个面都要刷到

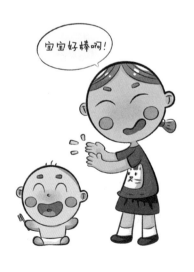

宝宝好棒呀！

当然啦，让宝宝老老实实刷满 3 分钟也是有困难的，最好就是爸爸妈妈跟宝宝一起刷牙，宝宝能模仿爸爸妈妈的动作，爸爸妈妈又能监督宝宝。至于怎么能让你家宝宝乖乖刷牙，就要你自己根据宝宝的脾气制定相应的对策啦！总之，这些好习惯都是越早开始越容易，而且多夸夸宝宝一般是好使的，小南只能帮你这么多啦！

为了更好地保护宝宝的牙齿，可以给宝宝养成早晚刷牙辅助饭后漱口的习惯。饭后漱口能减少口腔里的食物残渣，没有了这些食物残渣，口腔里的细菌就没法大量繁殖，宝宝患龋齿、牙周炎等疾病的概率自然就降低了。

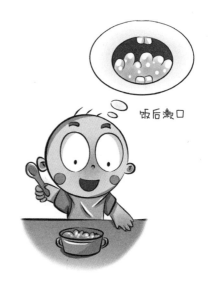

饭后漱口

除了好好刷牙，爸爸妈妈还要注意宝宝营养的均衡，尤其是摄入足够的富含钙、磷等营养素的食物。甜品和糖果不能多吃，纤维素含量丰富的蔬菜和水果宜多吃。

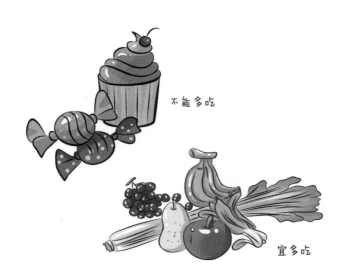

不能多吃

宜多吃

吃手、偏侧咀嚼、咬嘴唇等坏习惯也要早点纠正哦，不然也是会影响牙齿发育的呢！要是发现宝宝有龋齿或其他口腔问题，早点去看医生哈。

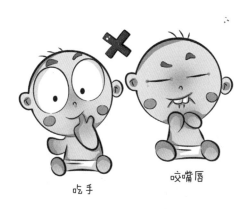

吃手　　　　咬嘴唇

　　"我们家宝宝的牙齿已经长歪了，怎么办？"牙齿畸形肯定要矫正，小时候矫正比成年了矫正效果更好，也更便宜。

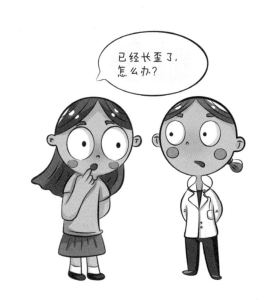

已经长歪了，怎么办？

那啥时候开始矫正呢？像"地包天"这种牙颌畸形，乳牙期就要开始矫正。若是牙列不齐的话，就要等到换牙期结束，也就是 12 岁左右开始。当然啦，这个换牙期结束的时间有个体差异，有的宝宝可能 10 岁左右乳牙就掉光了，有的宝宝可能 15 岁还有乳牙，具体时间看宝宝的实际情况。

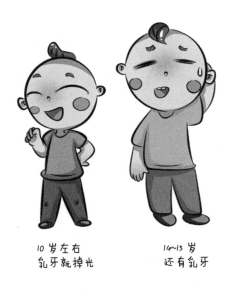

10 岁左右
乳牙就掉光

14~15 岁
还有乳牙

鱼小南
特别提示

牙齿好不好很重要的，牙不好就吃不好，吃不好宝宝就无法获得全面的营养，就要影响生长发育。而且，牙齿出现严重问题时还会影响宝宝的容貌，一定要好好监督宝宝刷牙哦！

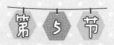

让宝宝学会整理玩具

宝宝的个人卫生搞好了，家里的卫生也不能落下，干干净净的家跟干干净净的宝宝才相配啊！可是只靠妈妈一个人收拾家太累了，一定要全家动员起来，要让宝宝自己整理玩具哦！

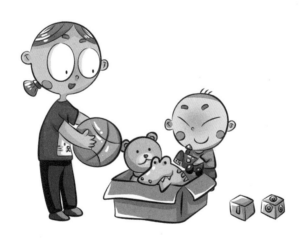

有一天，小南去亲戚家，你们猜进门后怎么了？没地下脚！小小的客厅被玩具堆得满满当当，当妈的一脸"绝望"："不收拾了，前脚弄整齐了，后脚全倒出来了。"爸爸妈妈帮忙收拾玩具呢，结果往往就是这样，最好的方法就是让宝宝学会自己整理玩具。

这年头，哪个宝宝的玩具会少？而且随着宝宝的年龄增长，家里的玩具只会越来越多，不想家里没地落脚的话，就要让宝宝养成自己整理玩具的好习惯。而且这个习惯越早培养越好！

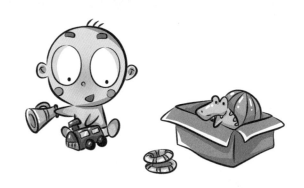

整理习惯也是良好卫生习惯的一部分，让宝宝从小养成良好的整理习惯，等到他们长大独立生活了，也能有个整洁的小家。而且宝宝在整理玩具的同时，还能养成爱惜物品的好习惯。那种啥都随手一扔的宝宝，久而久之会习惯性地破坏各种东西，成为"败家的熊孩子"。

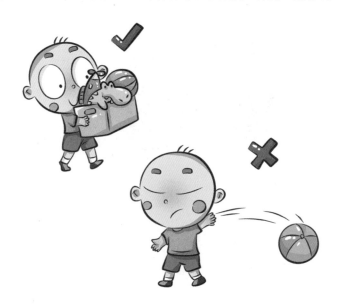

再说，整理的过程也是学习的过程（如图）。让宝宝自己整理玩具还能增强宝宝对规矩、执行力等的理解。

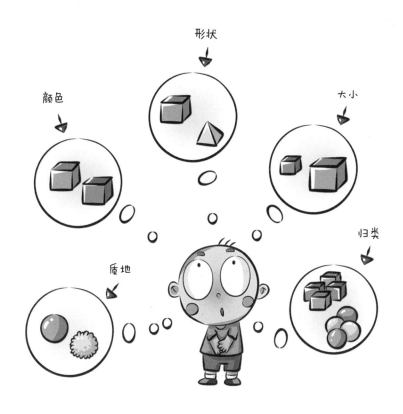

　　爸爸妈妈可以教宝宝按照玩具的形状、颜色、大小等分类收纳，什么样的玩具适合放在箱子里，什么样的玩具适合摆在架子上，每一排能摆多少个玩具，这么整理下来，数学启蒙在不知不觉中就完成了。而且"从哪里拿的玩具再放回哪里去"，还锻炼了宝宝的记忆力。所以，做得越多学得越多，我们要多给宝宝创造学习的机会。

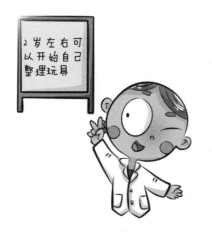

一般来说，很多宝宝 1 岁左右就开始乱扔、乱放东西了，但这个时候的小家伙很多东西都不懂，教起来比较费劲，所以 2 岁左右开始培养整理习惯比较合适。1 岁之后可以先给宝宝讲些物品摆放的规则，爸爸妈妈做好整理物品的示范，为后面的整理习惯培养做好准备。

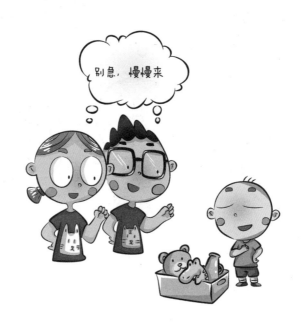

开始教宝宝整理玩具之前，爸爸妈妈要有个心理准备，这个过程，嗯，有点漫长。2 岁左右开始培养整理习惯，宝宝差不多 3 岁后才能做到位，所以要分阶段、一步步来培养。

一开始肯定是爸爸妈妈帮着收拾，比如哪些玩具放在家里的什么地方，一遍遍演示给宝宝看。爸爸妈妈可以根据具体情况设计一个亲子游戏，让宝宝对收拾玩具这件事有个大致的了解。

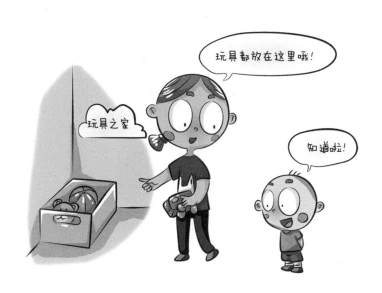

当宝宝对整理、收纳方式有了一定了解后，爸爸妈妈就可以放手让他们自己去收拾了，小家伙往往会自己摸索出一套整理经验，只要能整理好，哪些东西固定放哪里，让宝宝做主。

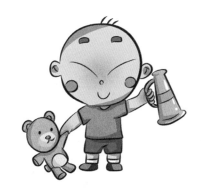

有了新玩具之后呢？爸爸妈妈可以帮宝宝重新梳理一下摆放的布局，以宝宝的意见为主，爸爸妈妈打下手，比如有些地方宝宝够不着，需要爸爸妈妈帮忙等。总之，一定要充分调动宝宝的积极性，让他们有"我的玩具我做主"的成就感。

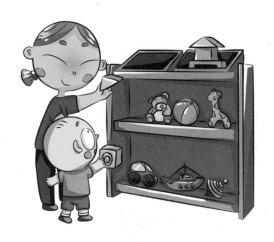

上面小南说的，其实是一个理想状态，具体实施起来还是会有很多复杂情况的。比如，爸爸妈妈给宝宝定好了规矩，小家伙也老老实实去整理玩具了，结果被奶奶看见了，"放着，我来……"很快就前功尽弃了。所以，定规矩之前全家要达成一致，定好规矩后，全家都要遵守。

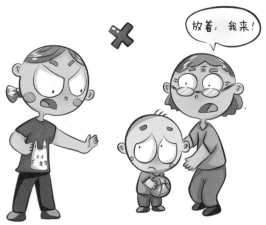

如果宝宝不肯好好整理呢，要设立适当的"奖惩机制"，做好了有奖励，做不好要适当"惩罚"。这个"惩罚"当然不是体罚，可以减少宝宝玩玩具或者看电视的时间等，总之是宝宝在意的事情。磨磨蹭蹭不肯收拾呢，可以给他设定一个时间，比如"再玩 10 分钟就要放好哦"，让宝宝知道磨蹭一会儿之后还是要乖乖整理，这招不管用。

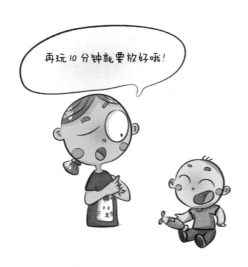

对了，爸爸妈妈要做好表率哈，自己的东西不要乱扔乱放，不然宝宝有样学样，再想去教育他们就难喽！

很多时候，宝宝们的记忆力和想象力会让你大吃一惊的。所以，整理这件事，爸爸妈妈一定要给宝宝足够的发挥空间，说不定宝宝还能成为收纳小能手呢！

这几个地方不能太干净

前面都说怎么让宝宝讲卫生，这一节又说不能太干净，是不是有点矛盾呀？不矛盾，该干净的地方要干净，一些特殊的地方要区别对待。下面小南要说的这些地方，"强迫症"妈妈也要忍，避免清洁过度害了宝宝。

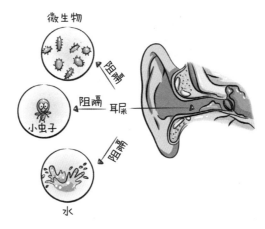

外耳道

每个人都有耳屎，宝宝当然也会有。耳屎虽然看起来有点脏，但还是有它的作用的，它的存在能够阻挡小虫子、微生物、水等进入宝宝的耳朵。而且大部人的耳屎都可以自行排出体外，所以小南是不建议爸爸妈妈随便给宝宝掏耳屎的。

宝宝的外耳道非常窄，外耳道内的皮肤也很脆弱，经常给宝宝掏耳屎的话，很容易引起外耳道的炎症。而且，万一没掌握好掏的力道，还会伤到宝宝的鼓膜。

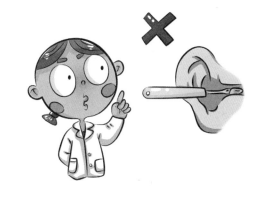

那耳朵的卫生就不管了吗？管还是要管的，偶尔清洁一下就行啦，而且清洁范围仅限于外耳郭及耳洞口，清洁对象仅限于眼睛能看到的耳屎。最好是用拧干的纱布或毛巾擦一擦，里面就不要去管它了。

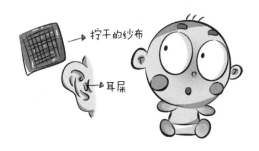

拧干的纱布

耳屎

当然了，如果耳屎多到让小家伙不舒服了，还是要处理一下的，但别自己上，去医院让医生处理吧。也有部分新生儿外耳道分泌物很多，而且是湿的耳屎，这种情况可以多清理几次。

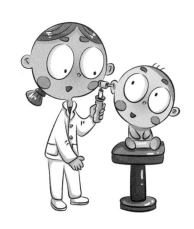

🔧 鼻腔

　　有些宝宝很喜欢挖鼻屎，妈妈很苦恼，其实妈妈不知道，这都是妈妈给宝宝过度清洁鼻腔带来的后果。鼻屎、鼻涕跟耳屎一样，都会被妈妈们嫌弃。但鼻屎是鼻腔的正常分泌物，只要不影响宝宝呼吸，就不建议你去掏。宝宝们鼻腔短、鼻黏膜娇嫩，挖来挖去很容易损伤鼻黏膜的。

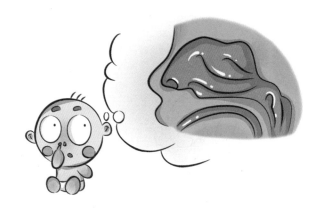

　　而且小家伙鼻腔内血管丰富，很容易被大人挖破甚至流鼻血，等到破损处结痂后一发痒，宝宝就会自己主动去挖鼻子了，然后又挖破……如此恶性循环。

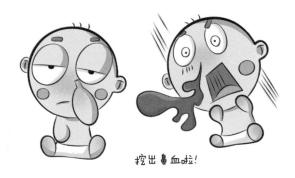

挖出鼻血啦！

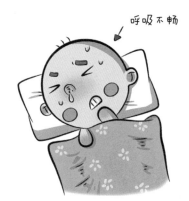

呼吸不畅

除非宝宝的鼻屎实在太多，多到让他睡觉时呼吸不畅或影响到吃奶了，才需要处理一下。

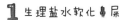

1 生理盐水软化鼻屎

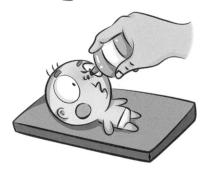

挖的时候动作要轻柔，可以让宝宝躺着，妈妈先给宝宝滴点生理盐水来软化鼻屎，再用棉签或拧成条的纸巾慢慢把软化的鼻屎旋出来，也可以用吸鼻器来清洁。提醒一点，清洁鼻腔仅限于鼻孔附近，不能太深入，处理对象也是限于眼睛能看到的鼻屎或鼻涕。

2 棉签旋出

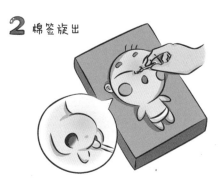

女宝宝外阴部

有时候女宝宝的外阴部会有白色分泌物，妈妈觉得是脏东西，就拼命给宝宝洗掉。外阴部有分泌物是很正常的生理现象，这些分泌物中含有杀菌、抑菌的物质，对女宝宝的外阴部有保护作用。如果妈妈们非要把分泌物都洗掉，反而会给宝宝增加局部感染的风险。

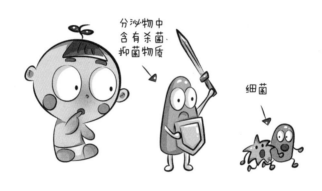

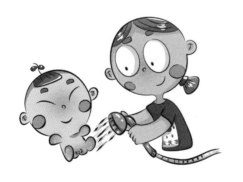

宝宝的外阴部是需要清洗的，每晚用流动的清水洗洗就行，不需要用沐浴露，更不能用肥皂。前几个月的小宝宝，大便时很容易弄脏前面，所以大便后也需要清洗一下。

如果宝宝的分泌物颜色发黄甚至有血，或是宝宝的外阴红肿、瘙痒，就需要去医院检查、处理。

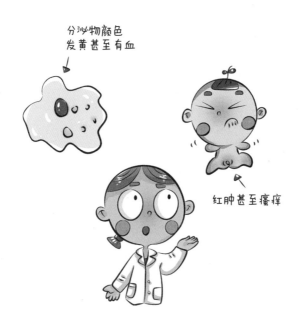

分泌物颜色
发黄甚至有血

红肿甚至瘙痒

还有一处可以洗，但不能洗得太用力，这里小南也顺便提一句。宝宝刚出生时，颅骨有两处未闭合的地方，一个叫前囟，一个叫后囟。后囟一般出生时就很小或已闭合，最晚也会在宝宝两三个月时闭合，前囟一般在宝宝1~1.5岁时闭合。

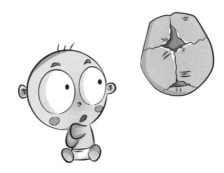

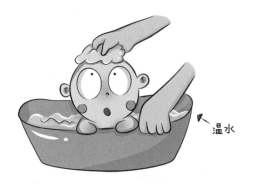

温水

前囟这个地方总有黏糊糊的油性分泌物，还容易结成厚厚的痂，妈妈们看见就忍不住要给宝宝弄掉。但这个分泌物不太好除掉，妈妈们可以分几次进行，不要追求一次成功。这下面可是没有颅骨保护啊，一定轻柔点。

清水洗不掉咱也别用力去搓去抠，可以涂点橄榄油软化一下，然后用干净的棉签顺着头发生长的方向轻轻擦掉。这里的重点是：不要去抠、抓、搓、铲！不然很容易弄破宝宝的头皮，危害到宝宝的健康。

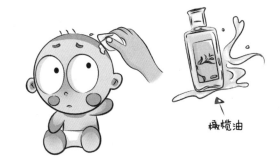

橄榄油

育儿过程中要注意的事情太多了，谁不是边学边做父母呢？这下爸爸妈妈就知道啦，该勤快的时候一定要勤快，该偷懒的地方也一定要偷懒啊！不管怎么样，都是奔着宝宝的健康去的。

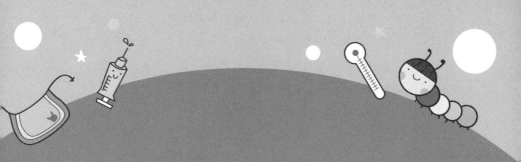

第5章

养成良好阅读习惯

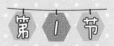
培养宝宝阅读好习惯

信息时代，阅读的形式有很多种选择，纸质书、电子书，还有人们最常用的手机碎片化阅读，但最适合宝宝的还是纸质书。读书是一个让宝宝终身受益的好习惯，如果能让宝宝从小养成爱读书的习惯是再好不过了。

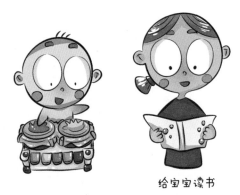

给宝宝读书

宝宝是不会天生爱读书的，都是需要从小熏陶的。1岁以下的宝宝只会啃书、咬书，但是爸爸妈妈们可以给宝宝准备一些黑白卡片和彩色卡片，辅助一下宝宝的视觉发育。宝宝不会看书没关系，爸爸妈妈可以读给宝宝听，孕期的胎教故事可以翻出来再利用，当睡前故事读给宝宝听。

等宝宝 1 岁之后呢，就可以跟妈妈一起看书了，虽然宝宝不一定能看懂，也不会说，但是妈妈可以讲给宝宝听。重复讲几次之后，宝宝就能将妈妈说的话跟书上的图联系起来。这个阶段，介绍水果、蔬菜、交通工具等的认知类图书都适合宝宝。

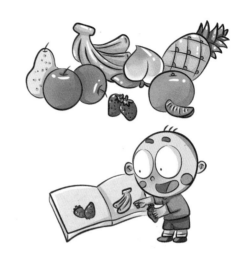

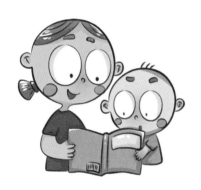

宝宝两三岁之后，就可以开始真正的亲子共读了。爸爸妈妈挑选一些适合宝宝的绘本，让宝宝先根据书中的图片说说自己的想法，然后再把书中的文字念给宝宝听。爸爸妈妈还可以采用指读的方式给宝宝念书，让宝宝不知不觉地认识一些汉字。

等宝宝到了学龄期，认识的字越来越多，就可以自己看一些简单的书了。能够自己看书会带给宝宝极大的成就感，爸爸妈妈一定要给宝宝选择一些适合他独立阅读的书。对于那些词汇量比较大的书，爸爸妈妈还是要辅助宝宝阅读。

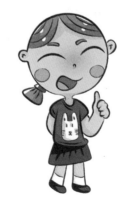

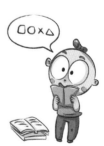

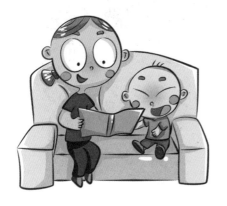

每天陪宝宝读书

为了给宝宝养成爱读书的好习惯，小南建议，在宝宝 4 岁之前，爸爸妈妈最好每天都能陪宝宝读书，每次 10 分钟、15 分钟或半小时都行，看具体情况而定，但要坚持，让读书成为家里的一个固定活动。

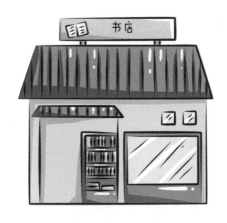

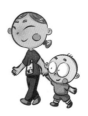

周末或者节假日多带宝宝去书店或超市图书区转转，书店是一个培养宝宝阅读兴趣的好地方。爸爸妈妈可以先让宝宝自己去翻阅有兴趣的图书，然后选一本宝宝喜欢的书坐下来一起读一读。

在家里呢，最好找一个固定的地方读书，如果能给宝宝简单搭建一个有小书架和地垫的阅读区就更好了。时间长了，宝宝就知道这是属于自己的一个阅读空间，来到这里就会安静地看书或者听爸爸妈妈讲书。

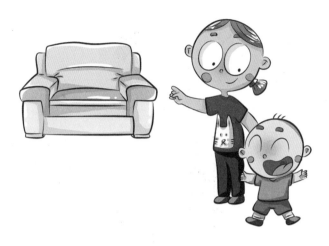

在培养宝宝阅读习惯的过程中，有些注意事项爸爸妈妈要知道。不管爸爸妈妈工作、生活中有多务实，不要把务实精神带到宝宝的阅读习惯中来。要给宝宝看他感兴趣的书，不要只给他看"有用"的书。读书是一件不能太"功利"的事，毕竟我们是奔着一辈子的习惯去的，没有兴趣怎么坚持下去呢？

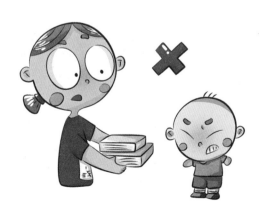

宝宝们还小，阅读习惯的养成需要时间，爸爸妈妈不能抱有"速成"的想法。有些爸爸妈妈觉得，给宝宝讲了一星期的绘本了，他应该爱上读书了吧？但从心理学上讲，一星期的时间可不够啊！

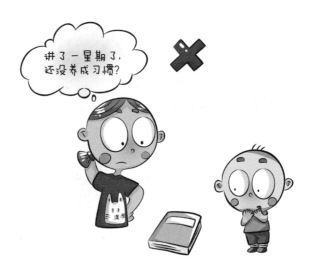

有的爸爸妈妈平时不爱看书，又知道看书是个好习惯，希望宝宝能养成这个好习惯，就给宝宝买回来一堆绘本，然后自己玩手机、打麻将去了。把一堆绘本扔给宝宝，就能指望宝宝自己养成阅读习惯吗？在小南看来，这个成功的概率太低了。

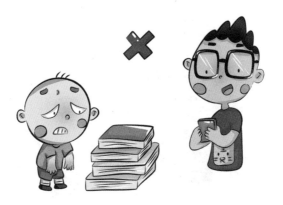

还有少数极端例子，爸爸妈妈很爱看书，进了书店后就和宝宝"分道扬镳"了。爸爸妈妈去看自己想看的书，宝宝随他自己爱看啥看啥。榜样是有了，给宝宝阅读的自由也没错，但在小家伙们还不具备独立阅读的能力之前，还是需要爸爸妈妈来引导和帮助的。

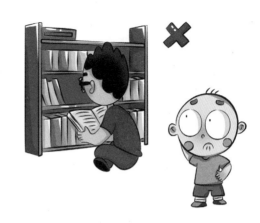

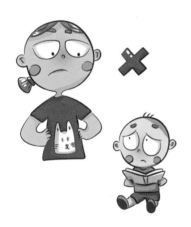

有些爸爸妈妈总觉得"我是大人，你是小孩，自然懂得比你多"，一定要把自己的理解强加给宝宝，对宝宝的一些想法或想象出来的故事结局嗤之以鼻，这还怎么让宝宝愉快阅读啊？

鱼小南
特别提示

读书是我们认识这个世界的捷径，站在巨人的肩膀上，自然看得更高更远。希望宝宝们都能找到这条捷径，快乐地在知识的海洋里遨游。

第 2 节

如何挖掘宝宝的"学霸"潜质？

有一次带豚豚跟几个宝妈聚会，四个宝宝在一边玩，三岁的童童发现了一摞绘本，马上认真看了起来，任凭小朋友怎么叫都不理。几个宝妈顿时向童童妈投去羡慕的眼神，都说这孩子有"学霸"潜质，你希望自己的宝宝将来成为"学霸"吗？

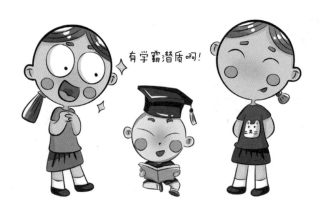

有学霸潜质啊！

话说回来，咱们不爱读书的宝宝未必没有"学霸"潜质啊，毕竟良好的阅读习惯都是需要爸爸妈妈来培养的，责任可不在我们宝宝这儿。掌握了下面这些方法，你家的宝宝也可以轻松拥有"学霸"潜质。

给宝宝挑选插图丰富的绘本，帮助宝宝认识人和物的形象、学会分辨颜色。2岁以下的宝宝，可以准备一些具有互动性的书籍，如洞洞书、游戏书、触摸书、手偶书等。因为小宝宝注意力不太容易集中，这些书可以让他们更好地参与阅读。

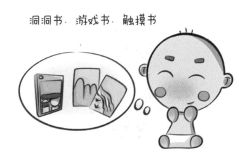

绘本里的文字虽然不多，但多次重复的词语和句子能帮助宝宝学习说话，提升宝宝的理解能力。家长可以根据插图内容问孩子一些问题，比如看到一只猫的图片，可以问宝宝"猫是什么颜色的？""猫在做什么？"这样的问题，从"猫"到"黑色的猫"再到"黑色的猫在吃饭"，循序渐进锻炼宝宝的语言能力。

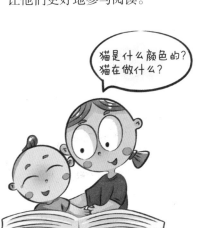

跟宝宝一起阅读时，宝宝会问你一些问题，这时候爸爸妈妈应该停下来及时回应。即使宝宝有"十万个为什么"，爸爸妈妈也要耐着性子好好引导，借助问题激发宝宝去思考。毕竟，我们的目的并不仅仅是让宝宝读完一本书啊！

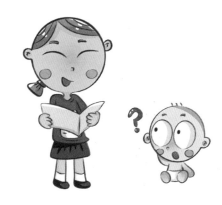

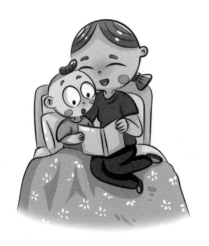

亲子共读不仅能让宝宝学到知识，还能给予宝宝情感上的支持。把宝宝抱在怀里阅读，能让他在阅读中获得爱与自信心，等他到了幼儿园或者学校里，就能够大声地朗读书本中的内容，而不会胆怯。

爸爸妈妈在给宝宝读书时要尽可能模仿各种声音"哇""砰""哞"，宝宝喜欢这种绘声绘色的讲解方式，各种各样的象声词和语气词可以为宝宝将来的写作技能打基础，还能帮助宝宝学会如何更好地表达自己。

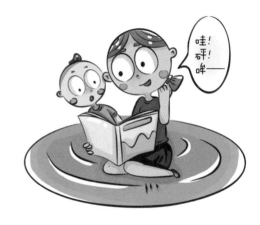

给宝宝读书时可以将故事情节与现实生活联系起来。如果正在给宝宝读一本关于超市的书，可以跟宝宝讨论上次带他一起去超市的经历，问宝宝一些问题，比如超市里有什么、我们买了什么东西等。这样可以让宝宝感同身受，宝宝就会更容易读懂故事，并且记得更牢。

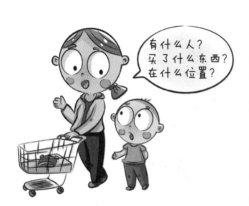

在跟宝宝一起阅读的过程中，可以在翻开下一页之前，让宝宝来预测接下来会发生什么，或者停下来问他是否记得前面的情节。这样可以让他在阅读过程中始终抱有兴趣，也不会听着听着就忘了前面讲过的内容。

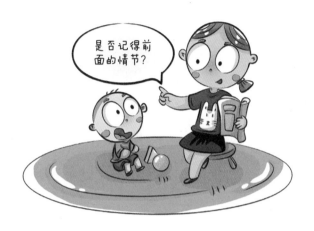

可以利用书中的插图让宝宝学习颜色、形状和数数。比如先问他篮子里有什么水果，再进一步教他识别苹果、香蕉等水果的形状、颜色，最后让他数一数每种水果有几个。让宝宝在阅读中对这些概念留下印象，为将来更好地学习数学、物理及其他知识打下基础。

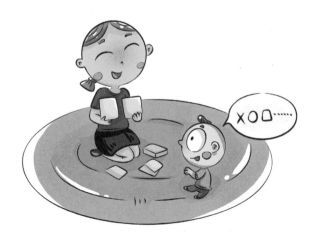

每天与宝宝一起读书，时间长了就能给宝宝养成良好的阅读习惯。等宝宝具备了独立阅读的能力，他就能一个人安安静静地读书。这样的宝宝会有很好的专注力，学习的效率也高。

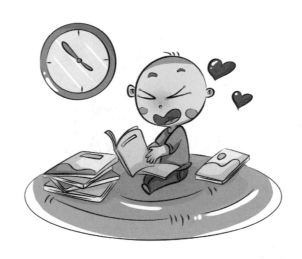

所以，爸爸妈妈们，千万不要舍不得你们的时间哦！每天只需要半小时，就能帮助宝宝养成良好的阅读习惯，培养一个小小的未来"学霸"，快快行动起来吧！

你看，育儿的方方面面都是这样，把时间花在前面就会事半功倍。所以，小南再一次呼吁爸爸妈妈，一定要重视 0~3 岁宝宝的养育，给宝宝未来的人生打下一个坚实的基础。

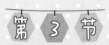

0～3 岁的宝宝能不能看电视？

宝宝们只要看过一两次电视，多半会对这个"大大的神奇屏幕"着迷。那到底应不应该让宝宝看电视呢？这个问题应该在不少家庭里都引起过争执，这一节小南就从儿科医生的角度谈一谈。

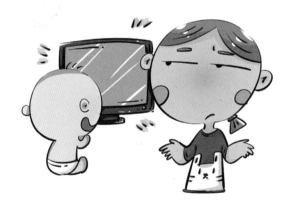

要说一件事好还是不好，自然是要权衡利弊，那小南就将让 0~3 岁宝宝看电视的好处和坏处都摆出来，爸爸妈妈看过之后就能自己找到答案。

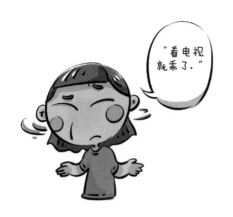

"看电视就乖了。"

说到好处，很多家长让宝宝看电视的主要原因是"省心"。只要开开电视，宝宝立马就安静了，宝宝安静地看电视，家长就可以做点自己的事情或者休息一会儿。从这点上讲，电视也是一个很好用的育儿辅助用品呢！

而且，宝宝们确实能够从电视节目中学到一些东西。有时候，宝宝的嘴里冷不丁冒出一个新词或者唱出一首歌，爸爸妈妈也很惊喜。但是，这个阶段的宝宝基本是白纸一张，没有分辨是非的能力，如果爸爸妈妈不对宝宝看的节目进行筛选，也是会带来负面影响的。

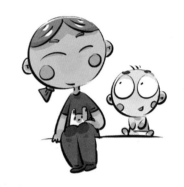

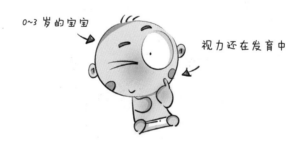

0~3 岁的宝宝

视力还在发育中

那坏处呢？爸爸妈妈最担心的当然是对视力的影响了。1 岁以下的小宝宝，基本是吃吃睡睡的节奏，视力也没怎么发育呢，还不存在看电视的问题。小南就从 1 岁之后说起，1 岁宝宝的视力是 0.2~0.25，2 岁是 0.5，3 岁是 0.6，4~5 岁是 0.8~1.0。宝宝 6 岁时，视觉发育接近完善，视力达到 1.0。而 1~3 岁是宝宝视觉发育最关键的时期。

在宝宝的视力还没有发育完善的情况下，长期用眼过度必然会为宝宝将来的近视埋下伏笔。宝宝在看电视时，长时间盯着屏幕，眨眼的次数会减少，眼球的清洁和湿润就会受到影响，容易出现眼睛干涩、疲劳。同时，电视屏幕发出的各种射线，也会伤害宝宝的眼睛。

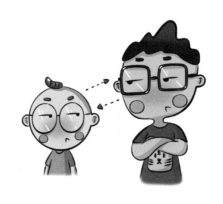

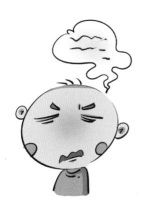

除了影响视力，看电视其实是一个被动接受的过程，长时间看电视还会限制宝宝的想象力和思考能力。而且，看电视的时候宝宝并不能与电视中的人物进行交流，长时间看电视还会影响宝宝的社交能力。甚至有些宝宝沉迷于电视之后，越来越不愿意出去跟同龄人玩耍，出现了自闭倾向。

综合起来看，小南还是建议爸爸妈妈尽量不要让0~3岁的宝宝看电视。毕竟，让宝宝看电视的那点好处很容易通过别的方式获得，而看电视的坏处却很难避免。如果实在做不到让宝宝3岁之后再看电视，那也尽量晚一点让宝宝看电视。1岁以下的宝宝是不可以看电视的；1岁以上的宝宝，如果非要看，一次也不要超过半小时，看完之后要带宝宝到户外活动一会儿，让眼睛休息一下。

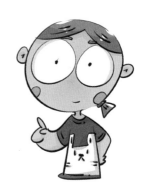

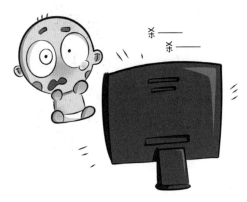

宝宝看的节目，爸爸妈妈一定要把关。要选择适合宝宝年龄段的节目，暴力、三观不正的节目是一定要屏蔽的。看电视的时候，爸爸妈妈最好陪着宝宝，一方面可以具体了解节目内容，另一方面也可以给宝宝做一下讲解。

另外，宝宝与电视的距离、室内的光线等，都是爸爸妈妈要考虑的问题。如果让宝宝看电视的话，还要格外注意宝宝的视力检查，最好3~6个月就带宝宝去医院检查一次。

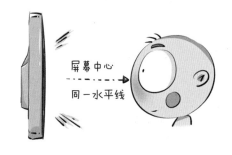

屏幕中心
同一水平线

0~3岁是宝宝生长发育的关键期，这个时期的宝宝需要爸爸妈妈的精心呵护。小南还是希望爸爸妈妈们尽可能地多多陪伴宝宝，带宝宝到户外走走、陪宝宝做做手工、给宝宝读读绘本，都会分散宝宝对电视的兴趣。最后，祝宝宝们健康成长，爸爸妈妈们育儿顺利！